Die Lehre

vom

schwarzen Staar

und

seiner Heilart.

Von

Ph. Fr. von Walther.

(Aus v. Graefe's und v. Walther's Journal der Chirurgie und Augenheilkunde Band XXX. besonders abgedruckt).

Berlin,

im Verlage von G. Reimer.

1841.

Inhalt

Kapitel II.

Kapitel III.

Ich habe vor Kurzem (Band XXIX. pag. 505. des Journals für Chirurgie und Augenheilkunde) eine Abhandlung über die Superciliar-Amaurose geschrieben, und die dort gepflogenen Untersuchungen haben mich am Schluss zum Versuche einer Begriffsbestimmung der Amaurose überhaupt geführt. Indem ich wünsche, dass der geneigte Leser jene Abhandlung, welche freilich mehr negative Resultate enthält, als eine Einleitung und als ein Vorstudium zu der nun folgenden betrachten möge, erlaube ich mir, diese an jene in einer gewissen Art anzuknüpfen und den Schlusssatz der ersten zum Ausgangspunkte für die Zweite herüberzunehmen. —

Amaurose (von ἀμαυρόω, ich mache dunkel, verdunkele) heisst dem Wortbegriffe nach Verfinsterung. Die lateinische Uebersetzung Gutta serena ist wohl von einem einzelnen und noch dazu sehr selten vorkommenden amaurotischen Symptome abgeleitet, welches ich unten näher zu bestimmen mich bemühen werde. Ausser dieser von mir versuchten Ableitung möchte es kaum eine andere irgend wahrscheinliche für Gutta serena geben können. Die deutsche Benennung schwarzer Staar drückt den Gegensatz der Cataract und Amaurose aus, da bei jener die Pupille grauweiss suffundirt erscheint, bei dieser schwarz bleibt.

Das griechische Wort Amaurose (obwohl es die alten Griechen wohl in anderer und weniger genau bestimmter Bedeutung gebrauchten) ist gut gewählt und trefflich bezeichnend: denn wirklich ist die Amaurose eine Verfinsterung, ein Abfall vom Lichte. Sie allein ist die wahre Blindheit: — Beschränkung oder Abolition des Sehvermögens als solchem: — nicht bloss verhinderte Ausübung dieser Fakultät durch mechanische Ursachen. Der leukomatöse, kataraktöse und der an Pupillensperre Leidende ist nicht eigentlich blind, sondern sehkräftig hinter der undurchsichtigen Scheidewand, die zwischen dem Sehenden in seinem Auge und den sichtbaren Objekten aufgeführt ist. Er ist eben so wenig blind, als der Sehende bei geschlossener Augenliderspalte, oder am hellen Tage bei geschlossenen Fensterladen dies ist. Aber der Amaurotische ist dem Lichte entfremdet, er hat das Vermögen, dasselbe sensitiv zu percipiren, verloren. Sein Auge empfindet den Lichteindruck gleich andern Körpertheilen nur durch die noch fortbestehende allgemeine oder Kommunsensibilität.

Zum Sehen (so wie zu andern Sinnesverrichtungen) konkurriren drei Momente: 1) das Licht macht einen Eindruck auf die für seine Einwirkung specifisch-empfängliche Netzhaut; 2) dieser Lichteindruck wird mittest der Sehnerven zum Hirn fortgeleitet; 3) das Hirn reagirt specifisch gegen den ihm mitgetheilten Lichteindruck. Die eigentliche Sinneswahrnehmung, Perception, wird oft in diesem dritten Momente, der Cerebralreaction, vollendet. Früher und vor der Cerebralreaction ist noch keine Perception vorhanden; — der auf die Netzhaut gemachte Lichteindruck ist wohl Gegenstand der Sinneswahrnehmung, aber noch nicht sie selbst. Zu ihrer Vollendung gehört die Empfängniss der Netzhaut, die Leitung im Sehnerven und die Cerebralreaction. Diese drei Funktionen müssen ungestört von statten gehen, wenn der Sehakt zu Stande kommen soll; jede Störung, auch nur einer Einzigen, hat seine Beschränkung oder Abolition zur Folge. Amaurotische Erblindung tritt ein, wenn die Retina zerrissen, oder bei unverletzter Netzhaut der Sehnerv discontinuirt ist, oder wenn im unverletzten Zustande beider, die Cerebralreaction wegen Hirnkrankheit nicht erfolgt. Alle drei in organischer Verbindung und im lebendigen Zusammenhang konstituiren den vital-optischen Apparat.

Amaurose ist daher Krankheit des optischen Apparats, und die Amauroseologie ist die Monographie aller Krankheiten jenes Apparats. Diese Krankheiten aber sind wenigstens eben so zahlreich und mannigfach, als die Krankheiten jedes anderen organischen Apparates. Daher ist die Amaurose nicht eine besondere einzeln für sich bestehende Krankheit, sondern sie ist der kollektive Begriff vieler und von einander sehr abweichender Krankheiten. In einem (künftigen) natürlichen nosologischen Systeme wird für die Amaurose keine Stelle sein; — die einzelnen in ihr begriffenen Krankheiten der Netzhaut, des Sehnerven und des Hirnes werden von einander getrennt an sehr verschiedenen Stellen eingereihet werden. In einem künstlichen Systeme, mit welchem wir uns bei der noch fragmentarischen Natur unserer Erkenntnisse vor der Hand begnügen müssen, erscheinen sie als verschiedene Arten einer und derselben Krankheit.

Bei jeder Amaurose, welcher Art sie auch sei, ist ein Leiden (Funktionsstörung) der Netzhaut vorhanden; denn auch wenn die krankmachende Ursache im Sehnerven oder im Hirn liegt, verliert die Netzhaut ihre specifische, optische Sensibilität, welche ihr nur durch die vom Hirne ausgehende und durch den Sehnerven ihr mitgetheilte beständige Innervation zukömmt. Demgemäss kann die Amaurose auch ganz einfach als Retinalkrankheit definirt werden. Bei jeder Amaurose ist eine Retinalkrankheit, wenigstens Funktionsstörung, wenn auch nicht sichtbare Gewebsveränderung der Netzhaut vorhanden — und umgekehrt, jede Retinalkrankheit (z. B. Dyctitis) bringt Amaurose, wenn auch nicht immer vollkommen, doch unvollkommen hervor. Amaurose und Retinalkrankheit sind daher, von einem gewissen Standpunkte aus betrachtet, identische und sich vollkommen deckende Begriffe, und die Amauroseologie kann auf die Monographie der Retinalkrankheiten beschränkt werden. Nur gehen diese Krankheiten, und somit auch die Amaurose, nicht immer von der Netzhaut selbst aus; nicht bloss, wie oben bemerkt worden, entspringen sie öfters aus dem Hirn oder Sehnerven, — sondern auch häufig aus anderen Organtheilen des Augapfels, z. B. aus der Chorioidea, dem Ciliarnervensysteme, dem Blutgefässsysteme des Bulbus. Aber amaurotisch ist oder wird ein solcher Krankheitszustand doch nur alsdann und in sofern, als zu jenen Affectionen anderer Organtheile des Augapfels secundair und später ein Retinalleiden und durch dasselbe eine Störung oder Abolition des Sehvermögens als solchem sich zugesellen. Denn Amaurose, wenn auch nicht ursprünglich vorhanden, kömmt zuletzt zu allen anderen mit Erblindung (im gewöhnlichen Sinne des Wortes) verbundenen Augenkrankheiten hinzu, wenn auch das anfängliche Hinderniss des Sehens ein rein mechanisches, und die Sehkraft als solche nicht beeinträchtigt war. Nämlich jeder, wie immer, Erblindete wird zuletzt amaurotisch, — selbst der kataraktöse nach vieljährigen durch Decennien ausgedehntem Bestande der Opacität im Linsensysteme, indem durch die damit verbundene andauernde Lichtprivation die Netzhaut zuletzt ihre sensitive Kraft, der Sehnerv sein Leitungsvermögen und das Hirn die Fähigkeit auf jene eigenthümliche und specifische Weise gegen den Lichteindruck zu reagiren verlieren.

Nach Atrophie oder purulenter Zerstörung eines Augapfels atrophirt der Sehnerv auf dieselbe unten näher zu bestimmende Weise wie nach monolateraler Amaurose. Bei der pathologisch-anatomischen Untersuchung der Augen von Menschen, welche lange Zeit blind gewesen sind, ohne gerade an ursprünglicher Amaurose gelitten zu haben, ist daher wohl zu unterscheiden, welche Textur- und Struktur-Veränderungen der früheren eigentlichen Krankheit, und welche der später hinzugetretenen Amaurose angehören.

Es giebt eine alte, sich hier und da noch geltend machende rein negirende Definition des schwarzen Staares, gemäss welcher die Amaurose derjenige Krankheitszustand sein soll, wo der Kranke nichts sieht, und auch der Arzt nichts (Fehlerhaftes, Abnormes im Auge des Kranken): — somit beide blind sind, der Kranke äusserlich, körperlich, der Arzt innerlich, geistig. Dieses Nichtsehen hat aber bei beiden keinen objektiven, sondern einen rein subjektiven Grund. Der Kranke so wie der Arzt sehen nicht darum nichts, weil nichts Sichtbares vorhanden ist, sondern weil beiden die Sehfähigkeit auf gleiche Weise abgeht. Denn bei der Amaurose fehlen weder subjektive, noch objektive Zeichen: sie sind vielmehr beide in prägnanter Fülle vorhanden: — wie sich aus dem Folgenden ergeben wird.

Es ist meine Absicht, zur vollständigen und erschöpfenden Begründung der Amauroseologie in drei Capiteln, im ersten die Symptomatologie der in

Rede stehenden Krankheit, und zwar diese als die wissenschaftliche Grundlage des Ganzen, dann im zweiten die Nosologie und im dritten die Therapie der Amaurose abzuhandeln. Wenn man hierbei die Aetiologie und pathologische Anatomie derselben, so wie ihre Prognostik als besondere Hauptabschnitte vermisst, so bemerke ich, dass bei der grossen Mannigfaltigkeit und inneren Verschiedenheit der amaurotischen Krankheitsformen es keine allgemeine und denselben insgesammt gemeinschaftlich zukommende Aetiologie derselben geben kann. Vielmehr stellen die hervorbringenden Ursachen, z. B. der erethischen Amaurose, gerade zu das kontradiktorische Gegentheil derjenigen dar, welche die torpide erzeugen. Jede Art der Amaurose hat daher ihre besondere Aetiologie und diese macht meines Dafürhaltens einen wesentlichen und nothwendigen Bestandtheil der Nosologie selbst aus, in sofern dieselbe die Gattungen und Arten, nämlich die einzelnen Retinalkrankheiten entwickelnd, nicht bloss descriptiv, sondern wahrhaft pathogenetisch ist.

Eben so kann ich die pathologische Anatomie nur als einen wesentlichen Bestandtheil der Nosologie betrachten, indem die kadaverischen Ergebnisse in amaurotischen Augen nicht auf die Amaurose überhaupt und in ihrem Gattungsbegriff aufgefasst, sondern wieder auf jede Art insbesondere ganz speciell und eigenthümlich bezogen werden müssen. Endlich ist die Prognostik hier wie überall mit der Therapie so innig verbunden, theils die letzte selbst begründend, theils wieder auf ihr, nämlich dem bis jetzt erreichten Grade der Entwickelung des heilenden Kunstvermögens beruhend; — dass ihre abgesonderte Behandlung nothwendig entweder zu überflüssigen Wiederholungen oder zu scheinbar wenigstens unbegründeten Aussprüchen führen muss.

Kapitel I.

Symptomatologie der Amaurose.

Die subjektiven (lediglich auf der eigenen und Selbstwahrnehmung des Kranken beruhenden, einzig aus dessen Angabe und Bekenntniss zu entnehmenden, objektiv sich dem forschenden Arzte nicht darstellenden) Symptome der Amaurose sind sehr zahlreich und mannigfaltig, so dass sie gewissermaassen über die objektiven prädominiren und den Primat vor diesen zu behaupten scheinen. Unterdessen fehlen auch in der Regel die objektiven Zeichen keinesweges, wie unten bei näherer Betrachtung derselben sich ergeben wird, und die wahre, sichere Diagnose des schwarzen Staares beruht in jedem konkreten Krankheitsfalle eben in der Congruenz und adäquaten Beschaffenheit beider Symptomenreihen, z. B. auf der Koexistenz von Mydriasis mit gewissen Fehlern des Sehens, welche aus ihr und der bei ihr stattfindenden verstärkten Lichteinwirkung auf die Netzhaut, nicht erklärt werden können.

Was nun die subjektiven Symptome selbst betrifft, so sind sie Folgen und Wirkungen der Funktionsstörung der Netzhaut, des Sehnerven oder der ihn angehenden Hirntheile. Da die Funktions-Beschränkung oder — Abolition jener Organe das Wesen der Amaurose ausmacht, so sind eben darum jene subjektiven Symptome nothwendige Erscheinungen bei dieser Krankheit, welche niemals gänzlich fehlen können. Es sind deren immer einige und selbst mehrere, wenn auch nicht alle, gleichzeitig vorhanden. Das Letzte kann schon darum nicht der Fall sein, weil viele subjektive Symptome sich gegenseitig ausschliessen, und weil sie eigentlich zwei einander paralell laufende Reihen bilden, in deren ersten immer ein Reihenglied das kontradiktorische Gegentheil des ihm korrelativen Gliedes in der zweiten Symptomenreihe darstellt; z. B. Visus amplificatus vom Visus diminutus. Diese Verschiedenheit und Mannigfaltigkeit, ja entgegengesetzte Beschaffenheit der subjektiven Symptome wird daraus begreiflich, weil die Funktion der Netzhaut u. s. f. auf sehr verschiedene Weise gestört werden kann und hieraus sich die abweichendsten Resultate ergeben müssen. Der Sehakt ist kein einfacher, sondern ein sehr zusammengesetzter physiologischer Process, dessen einzelne Elemente namhafte Veränderungen und Perturbationen erleiden können.

Aus der angegebenen Bedeutung der subjektiven Symptome als Funktionsstörungen der Netzhaut ergiebt sich ferner, dass dieselben, ein oder mehrere, nicht ausschliessend der Amaurose angehören, sondern auch bei eigentlich nicht amaurotischen Zuständen vorkommen können, in sofern bei diesen gleichfalls krankhafte Thätigkeiten in der Netzhaut und im Sehnerven aufgeregt und die natürlichen Funktionsweisen derselben perturbirt werden mögen. Uebrigens ist hierbei nicht nur das oben über das endliche Hinzukommen wahrer Amaurose zu andern mit Erblindung verbundenen Augenkrankheiten Gesagte in Betracht zu ziehen, sondern auch ferner zu bemerken, dass wenn ein und dasselbe subjektive Symptom, z. B. die Myodesopsie, die Chrupsie und andere zuweilen eine amaurotische Bedeutung und in andern Fällen keine solche haben, ein dergleichen Symptom, wird es nur richtig und sinnig aufgefasst, sich doch auch in beiden Fällen nicht auf durchaus gleiche, sondern auf sehr verschiedene und abweichende Weise verhält. Demgemäss ist die triviale Behauptung, die Amaurose habe keine pathognomonischen Symptome, zu berichtigen, welche nur bei ganz oberflächlicher sinn- und geistloser Auffassung ihrer Symtome gültig ist.

Die meisten subjektiven Symptome haben übrigens zur Amaurose noch die eigenthümliche Beziehung, dass sie, indem sie zum grossen Theile bloss Beschränkungen und fehlerhafte Beschaffenheit des Sehaktes darstellen, hauptsächlich im Anfange und in den frühern Perioden der Krankheit sich zeigen, daher mehr der noch unvollkommen ausgebildeten Amaurose angehören. Bei dem vollkommenen schwarzen Staare ist die Sehkraft nicht mehr bloss beschränkt und gestört, sondern schon ganz aufgehoben; daher treten jene Symptone, insofern sie Vitia visus sind, hier grösstentheils zurück und gehen in dem Visus nullus, als dem einzigen noch übrig bleibenden subjektiven Symptom dieser Reihenfolge unter. Doch dauern gewisse Hallucinationen z. B. Photopsie, Chrupsie und einige andere subjektive Symptome z. B. Kopfschmerzen, auch bei der vollkommen ausgebildeten Amaurose noch fort, ja es kommen einige neue nur ihr angehörige Erscheinungen, z. B. die Verstärkung anderer Sinneskräfte, eigenthümliche psychische Veränderungen, jetzt erst hinzu.

Wenn mehrere, auch neuere, Schriftsteller die Vitia visus, weil sie bei dem vollkommenen schwarzen Staare fehlen, gar nicht als amaurotische Symptome (Symptomata comitantia), sondern nur entweder als Symptomata prodroma desselben oder sogar als von ihm ganz verschiedene Krankheitsformen bezeichnen, welche selbstständig für sich bestehen und nur unter gegebenen Bedingungen in Amaurose übergehen, so ist dies eben so irrig, als die Lehre von den Uebergängen einer Krankheit in die andere, auch abgesehen von der uns hier zunächst beschäftigenden, überhaupt in vielen Fällen grundlos und willkürlich, und daher einer näheren und schärferen Bestimmung sehr bedürftig. Der an (amaurotischer) Nyktalopie oder Achromatopsie Leidende ist schon wirklich amaurotisch und wird es nicht erst in der Folge, weder zufällig, noch durch Steigerung des Uebels — und umgekehrt geht eine Hemeralopie, die nicht sogleich ursprünglich amaurotisch war, z. B. die leukäthiopische oder eine solche Achromatopsie, z. B. die angeborne, nie in wirkliche Amaurose über, obgleich natürlich auch Leukäthiopen und Menschen, welche eine einzelne Farbe von einer anderen nicht zu unterscheiden im Stande sind, eben so gut staarblind werden können, als andere Menschen.

Die subjektiven Symptome sind theils positive, active, theils negative, passive, privative oder Beraubungssymptome. Zu den ersten gehören alle Irritationserscheinungen, z. B. Photopsie, Diplopie, — zu den zweiten die torpiden Symptome Hemiopie, Visus evanidus u. s. f. Von den meisten subjektiven Symptomen tritt (bei einigermaassen richtiger, sinniger und verständiger Auffassung derselben) ihr positiver, irritativer oder negativer, torpider Charakter sogleich und von selbst deutlich und unverkennbar hervor. Bei einigen ist dies weniger der Fall, z. B. bei Skotopsie, Metamorphopsie; — es blieb bisher zweifelhaft und erfordert weitere und eindringendere Untersuchung, ob sie den irritativen oder torpiden Charakter an sich tragen, — ob sie etwa zwischenschlächtig seien oder den Uebergang des ersten Krankheits-Charakters in den zweiten bezeichnen. Diese Untersuchung und ihr endliches Ergebniss müssen lehren, ob sie für die Feststellung des dynamischen, qualitativen Krankheits-Charakters überhaupt irgend bedeutsam seien und welche Bedeutung sie in diesem Falle haben, oder ob sie als dunkele und zweideutige Symptome fürs Erste oder für immer in dieser Beziehung ausser Anschlag oder Betrachtung zu lassen seien.

Das erste wohl wichtigste, bedeutsamste und auch konstanteste subjektive amaurotische Symptom ist die Amblyopie (Hebetudo visus, Stumpfsichtigkeit, Schwachsichtigkeit). Hebetudo visus ist wohl die richtige und genaue lateinische Uebersetzung des griechischen Wortes Amblyopie und kann daher bei richtigem Sprachgebrauche nicht, wie *Jüngken* ihr solche beilegt, eine von der Amblyopie verschiedene Bedeutung haben. Dagegen sind die beiden deutschen Bezeichnungen Schwachsichtigkeit und Stumpfsichtigkeit nicht ganz synonym. Die erste drückt die verminderte Stärke, die zweite die verminderte Schärfe der Sehkraft aus. Amaurotische klagen nun im Anfange und bei einem noch geringeren Grade der Krankheit gewöhnlich über Abnahme der Sehkraft in ihrer intensiven Stärke überhaupt; — sie klagen, dass sie weniger gut, weniger hell, deutlich, genau, fein und scharf sehen, als früher, dass nach geringen und kurze Zeit andauernden Anstrengungen ihrer Augen die Bestimmtheit und Deutlichkeit des Sehens abnehme und nachlasse. Jede solche Anstrengung wird für das Auge sehr bald ermüdend; es geräth in innere Unruhe und ist geneigt, diese seine Unruhe durch (die ihm gewöhnliche und in der Natur und den Gesetzen des Sehaktes gegründete) Projektion nach aussen auf die betrachteten Gegenstände zu übertragen. Daher scheinen diese (auch im Zustande der vollkommensten Ruhe) sich zu bewegen, sich über einander zu schieben und ihre respektiven Positionen zu verändern. Die Amblyopie ist nur die kollektive Bezeichnung aller dieser Störungen und Plagen. Es unterliegt keinem Zweifel, dass die Amblyopie ein amaurotisches Symptom sei. Indessen wird dieser Terminus auch in einem anderen Sinne gebraucht, nämlich um eine gewisse Art der Amaurose (nicht ein Symptom derselben) und zwar ihren ersten oder geringeren Grad zu bezeichnen. Endlich giebt es eine ganz und gar nicht amaurotische, nicht einmal krankhafte, sondern natürliche öfters angeborne Amblyopie, z. B. bei Mikrophthalmos — bei Menschen, welche wegen eigenthümlicher Organisation der Augäpfel schwach und unvollkommen sehen. So wie ein Mensch muskelstark und der andere muskelschwach ist, so hat auch der Eine starke, der andere schwache Augen. Muskelschwäche innerhalb gewisser Gränzen und wenn sie der übrigen Körperbeschaffenheit angemessen, ist keine Krankheit: — ebenso Augenschwäche. Ja sogar bei wenigen Menschen ist die Sehkraft beider Augen gleich gross: beinahe alle Zeit ist das eine Auge stärker, sehkräftiger, als das andere. Diese Amblyopia monolateralis ist nicht krankhaft.

Die natürliche Amblyopie unterscheidet sich von der amaurotischen dadurch, dass sie angeboren immer da gewesen, die letzte aber erworben, erst zu einer gewissen Zeit entstanden, — dass jene stationair, sich immer auf gleichem Grade unverändert erhaltend, diese gewöhnlich progressiv, sich stets mehrend, jene mit keinem weiteren Sehfehler verbunden, diese aber fast immer mit anderen auch qualitativen Affektionen des Sehaktes komplizirt ist, so dass bei jener durchaus kein anderes subjektives oder objektives amaurotisches Symptom bemerkt wird, wohl aber diese nie für sich allein, sondern nur in solcher Begleitung auftritt.

Den Gegensatz der Amblyopie, insofern sie ein Symptom des schwarzen Staares ist, bildet die Oxyopie (Acies visus aucta), die krankhafte Scharfsichtigkeit. Bei beginnender Amaurose sehen manche Menschen schärfer, heller, deutlicher, feiner, als früher. Dem schwachsichtig-gewesenen pflegt dies grosse, leider nur kurz andauernde Freude zu machen. Denn die

Oxyopie besteht in solchen Fällen immer nur kurze Zeit und geht flüchtig vorübereilend sehr bald in ihr kontradiktorisches Gegentheil, die Amblyopie über.

Die Oxyopie ist immer die Folge eines gereizten Zustandes des Sehorganes, einer das normale Maass überschreitenden, seinem somatischen Bestande nicht adäquaten Lebensaufregung und Anstrengung desselben. Sie ist daher ein positives oder Reizungssymptom, so wie ihr Gegensatz, die Amblyopie, ein privatives, torpides Symptom ist. — So wie aber im Organischen sich die Gegensätze nie vollkommen ausschliessen, so sind beide, die Amblyopie und Oxyopie, in dem Zustande der reizbaren Schwäche des Auges (welcher Begriff auch in der Ophthalmopathologie seine grosse und ausgedehnte Anwendung findet) gewissermaassen simultan vereinigt.

In demselben Verhältniss, wie bei der amaurotischen Erblindung das Auge dem Lichte, seinem natürlichen Lebens-Elemente, entfremdet, wird dasselbe von ihm unangenehm und schmerzhaft affizirt, es scheut das Licht als ein ihm nicht mehr homologes, sondern fremdartig gewordenes, ja feindlich entgegentretendes. Daher ist die Photophobie (Lichtscheu) ein ganz gewöhnliches Symptom bei vielen Amaurosen. Sie ist immer die Folge eines gereizten Zustandes der Netzhaut und zeigt sich daher bei allen primairen oder secundairen irritativen Retinal-Affectionen, — sie fehlt nur bei Amaurosen, bei denen entweder die Netzhaut ursprünglich gar nicht affizirt, sondern ihre Funktion nur secundair durch Mitleidenschaft mit einem anderen Organe (Hirn, Leber, Darmkanal) gestört ist, — oder bei welchen gleichwohl ein, aber rein torpides oder paralytisches Retinalleiden besteht. Wenn der Sehnerv und die Netzhaut, wie es scheint, wirklich keine Kommunsensibilität, sondern nur optische Sensibilität besitzen, so mag aus der letzten, welche doch nur eine höhere Entwickelung der ersten ist, diese bei dem Erlöschen der optischen, wie die Wurzel aus der höheren Potenz bei deren Depotenzirung, wieder hervorgehen.

Daher dauert die Photophobie bei manchen Amaurosen, auch wenn sie schon vollkommen geworden sind, auf eine für den Kranken betrübende Weise fort, und für denselben ist der Eindruck des Lichtes noch immer äusserst schmerzhaft, obgleich er dasselbe von Dunkelheit (sensitiv) nicht mehr zu unterscheiden vermag. Uebrigens ist die Ursache der Lichtscheu nicht bloss der durch den Lichteindruck erregte Schmerz, welchem sich der Kranke zu entziehen sucht, sondern dieselbe als thierischer Trieb, hat (gleich der Hydrophobie) wohl eine noch tiefere, mehr psychische Bedeutung.

Den Gegensatz der Photophobie als amaurotischem Symptom bildet die Photolimie (der Lichthunger) — die Sehnsucht und das Verlangen nach Licht, sehr vielem Licht, die Scheu der Dunkelheit. Der Photolimos ist ein weit seltener vorkommendes Symptom, als die Photophobie. Er zeigt sich nur bei ganz reizlosen und torpiden Amaurosen, ist öfters bei noch unvollkommener Beschaffenheit derselben mit dem grösseren Lichtbedarf zum einigermaassen deutlicheren Sehen gleichzeitig verbunden und mag dann als Folge desselben betrachtet werden. So verhielt sich die Sache in einem von *Vogel* (in *Loder*'s Journal der Chirurgie Bd. 1. S. 1.) angeführten Krankheitsfalle bei einem scrophulösen Mädchen, welches im schwachen Lichte nicht deutlich zu sehen vermochte und daher immer nach recht vielem Lichte verlangte. — Allein der Lichthunger kommt auch unabhängig von dem grösseren Lichtbedarfe vor. Er besteht in manchen Fällen ganz ohne geschwächte Sehkraft und ist alsdann kein amaurotisches Symptom, oder er kommt noch bei total Erblindeten vor, welche weder im Hellen noch im Halbdunkel etwas sehen und bei welchen daher von einem grösseren Lichtbedarfe nicht die Rede sein kann. Es giebt auch eine Photophobie, welche weder amaurotisch, noch ein Symptom von Ophthalmie, sondern ein ganz natürlicher und von der Constitution des Augapfels abhängiger Zustand ist, z. B. die leukäthiopische und jene der Nachtthiere: — und eben so giebt es eine rein psychische Photophobie, d. h. eine Scheu (nicht vor dem Lichte der Intelligenz, sondern) vor dem physikalischen Lichte.

Die Betrachtung des Photolimos und der Photophobie führt unmittelbar zur Lehre von der Nyktalopie und Hemeralopie, welche hier als amaurotische Symptome, nicht als eigene Formen des schwarzen Staares und am wenigsten als selbstständige, von diesem ganz verschiedene, nur zuweilen in ihn übergehende Krankheiten zu würdigen sind. Dem Lichthunger ist die Hemeralopie (Caecitas crepuscularis, Nachtblindheit), der Lichtscheue ihr kontradiktorisches Gegentheil die Nyktalopie (Caecitas diurna, Tagblindheit) korrelativ. Bei jener sieht der Kranke im vollen Tageslichte gut, wenigstens hinreichend: mit dem Sinken der Sonne nimmt die Bestimmtheit und Deutlichkeit des Sehens ab, und in der Dämmerung erblindet er oft vollständig. Die Erblindung tritt zuweilen so plötzlich und unerwartet ein, dass er des Abends noch sehkräftig ausgegangen ist, und mit einemmale auf offner Strasse das Vermögen, sich selbst zu führen und den Rückweg zu seiner Wohnung zu finden, verliert. Bei dem künstlichen Lichte, dessen Stärke und Helligkeit immer jener des Tageslichtes weit nachsteht, und nur in der Gasbeleuchtung einigermaassen annähert, tritt einiges Sehvermögen, jedoch sehr unvollkommen, wieder ein. Der Kranke legt sich blind zu Bette, und erwacht gut sehend am Morgen, wenn die Sonne über den Horizont heraufgestiegen ist; am folgenden Abend wiederholt sich aber die gestrige Scene.

Die Hemeralopie ist eine ziemlich oft vorkommende Krankheit. Weit seltener ist die Nyktalopie, bei welcher der Kranke den Tag hindurch blind, eigentlich geblendet ist, aber bei dem Eintritt der Dämmerung und bei schwachem Mond- und Sternenlichte zu sehen anfängt und ein wahres Animal nocturnum geworden ist. Die Nyktalopie nämlich in ihrer vollkommenen Entwickelung ist seltener ein amaurotisches Symptom. Sie kommt dagegen sehr oft ohne amaurotische Bedeutung bei sehr vielen anderen Augenkrankheiten vor, bei Blepharospasmus scrophulosus, bei Mydriasis, Leukäthiopie, bei dem Centralleukom der Hornhaut, bei beginnendem Linsenstaar. In beiden letzten Fällen pflegt bei der Nyktalopie keine Photophobie, wohl aber in den drei ersten in hohem Grade statt zu finden. Eben so kann die Hemeralopie von Myosis abhängen und sie hat alsdann gleichfalls keine amaurotische Bedeutung, wenn nicht etwa die vorhandene Myosis selbst ein amaurotisches Symptom ist. Aber da sich die Myosis (abgesehen von der natürlichen und angebornen) gewöhnlich so verhält, so ist die Hemeralopie in der Regel wirklich und weit öfter als die Nyktalopie amaurotisch; beide aber, wenn sie diese Bedeutung haben, hängen von dem grösseren oder geringeren Lichtbedarfe, und daher für ihr Erscheinen und Verschwinden von der gegebenen Lichtstärke ab. Uebrigens ist der Begriff von der Hemeralopie und Nyktalopie nicht lediglich auf die allerdings seltneren extremen Fälle von vollkommener Intermittenz zu beschränken. Remittenz dagegen zeigt sich in den meisten, beinahe in allen noch nicht vollkom-

menen

menen Amaurosen, so dass der Kranke immer des Morgens sogleich nach dem Erwachen oder im vollen Mittagslichte, oder des Abends kurz vor oder nach dem Sonnenuntergang besser oder schlechter sieht: — welcher Wechsel sich gleichfalls nach dem verschiedenen Lichtbedarfe richtet. Durch die Abhängigkeit von diesem unterscheiden sich die Hemeralopie und Nyctalopie von der wahren intermittirenden, d. h. periodischen Amaurose, welche mit einer von beiden leicht verwechselt werden kann und wirklich nicht bloss in der Praxis, sondern selbst in der Theorie meist verwechselt wird, da sie doch von einander ganz verschieden sind. Nämlich bei der intermittirenden Amaurose ist der Typus (die Abhängigkeit vom Zeitmaass) das Wesentliche, die Erblindung ist nur die Larve des verstärkten Wechselfiebers: — bei der Hemeralopie und Nyktalopie ist der Typus nur scheinbar, weil zufällig die grössere oder geringere Lichtstärke mit den Phasen des Zeitmaasses zusammentrifft. Bei jener treten die Anfälle ganz unabhängig von Licht und Dunkelheit ein, erscheinen daher auch zu beliebigen Tageszeiten, sind nicht an die Morgen- oder Abendstunde gebunden, kommen vielmehr gleich anderen intermittirenden Fiebern öfters gegen die 10te Morgenstunde, lange nach Sonnenaufgang oder gegen die 6te Abendstunde, lange vor Sonnenuntergang. Künstliche Erleuchtung hat auf die Verminderung oder Vermehrung der Intensität der Krankheitserscheinungen durchaus keinen Einfluss, was doch bei Hemeralopie &c. immer einigermaassen, wenn auch unvollkommen und in beschränktem Grade, der Fall ist. Ausserdem fehlen bei dieser gänzlich die bei intermittirenden Fiebern gewöhnlich vorkommenden anamnestischen Momente und konkommittirenden Symptome z. B. der Spinal-Frost, das ziegelmehlähnliche Sediment im Urin u. s. f.

Die Hemeralopie hat wegen des grössern Lichtbedarfes einen mehr torpiden, die Nyktalopie (wenn sie wirklich amaurotisch und mit Photophobie verbunden ist) einen mehr gereizten Charakter.

Wenn diese Unterscheidung schon in den seltner vorkommenden Fällen von vollkommner Intermittenz wichtig ist, so hängt von derselben in den gewöhnlicheren bloss remittirenden Krankheitsfällen die Erkenntniss der innern Natur der Krankheit zum grossen Theil von ihrer sorgfältigen und richtigen Auffassung ab.

Ein sehr wichtiges und gewöhnliches, fast nie fehlendes, aber auch in der grössten Mannigfaltigkeit vorkommendes und schwer erklärbares amaurotisches Symptom ist die Scotophie, das Sehen von Scotomen, d. h. von Scheingegenständen, von nicht wirklich vorhandenen Objecten, welche andere Menschen, in deren Sehfeld sie sich doch auch befinden müssten, nicht wahrnehmen. Amaurotische und zwar in jedem Stadio der Krankheit, selbst schon vollkommen Erblindete sehen solche Schein-Objecte. Sie glauben an deren wirklichen Dasein mit derselben Stärke der subjectiven Ueberzeugung, wie an jenes der wirklich vorhandenen äussern Gegenstände, welche sie wahrhaft durch den Gesichtssinn wahrnehmen oder ehemals wahrgenommen haben: — mit derjenigen Eviktion, mit welcher der Mensch überhaupt das Dasein äusserer Objecte, und zwar in der gleichen Beschaffenheit, in welcher sie in seiner Sinneswahrnehmung vorkommen, und eine äussere Welt ausser und unabhängig von derselben glaubt und voraussetzt. Der Amaurotische glaubt das Scotom ausserhalb und vor seinem Auge zu sehen, er hält dasselbe anfangs immer für einen wirklich vorhandenen Gegenstand, überzeugt sich schwer von dem Ungrund seiner Sinneswahrnehmung, — gelangt zu dieser Einsicht erst spät, nachdem er durch die

Kontrolle der übrigen Sinne, besonders des eigens zu Hülfe gezogenen Tastsinns, und durch den Ausspruch anderer ihm glaubwürdiger Personen die Unrichtigkeit seiner Sinneswahrnehmung in der Verstandesreflexion erkannt hat; — auch jetzt noch steigen zuweilen Zweifel in ihm auf, und er ist immer geneigt, das Scotom für einen wirklich vorhandenen Gegenstand zu halten. So tief wurzelt in der Seele des Menschen der Glaube an die Realität des intuitiv-Wahrgenommenen!

Die Scotophie als Augenkrankheit hat eine gewisse Beziehung zur Hallucination bei Manie und bei Delirium. Der am fieberhaften oder fieberlosen Delirium Leidende sieht auch Personen oder Gegenstände, die nicht vorhanden sind, und vertheidigt ihre wirkliche Gegenwart heftig und hartnäckig gegen jeden Widerspruch. Sowie diess nun Cerebral-Hallucinationen sind, so kann die Scotophie auch als Hallucination des Sehorganes, als Delirium der Netzhaut des Sehnerven und der ihn umgehenden Hirntheile betrachtet werden. Die Scotome aber unterscheiden sich von jenen Visionen und Apparitionen dadurch, dass sie im Umfange kleiner, von weniger ausgedehntem Volum, dass bei ihnen keine so grosse Mannigfachheit wie bei den Phantasmen statt findet, indem bei diesen alle denkbaren Gegenstände sich darstellen können, bei jenen aber nur wenige und meist einfachere Formen, Punkte, Linien, Kreise, nie sehr zusammengesetzte Figuren, besonders und vielfach geformte Körper, — Menschen, grössere Thiere u. s. f. Wenn der Kranke wie in dem von *Saint Yves* erzählten Falle, das Bild seines eigenen Auges in einem Buche sieht, so ist diess kein blosses Scotom mehr, sondern schon eine (psychische) Cerebral Hallucination.

Die Scotome sind übrigens sehr mannigfaltig und verschieden. Ich theile sie in helle, leuchtende (Scotomata lucida) und dunkle, finstere (S. opaca) ein. Zu den ersteren gehört die Gutta serena, die Chromopsia lucida und die Photopsie. Die meisten übrigen Scotome sind von der dunklen Art, Chromopsia opaca Myodesopsia, Visus reticulatus, nebulosus und nubeculosus. Durch diese Verschiedenheit bilden die Scotome unter sich selbst jenen Gegensatz, welchen bei andern amaurotischen Symptomen, immer zwischen je zwei statt findet. — Einige Scotome sind ruhend, andere in aufsteigender, absteigender oder auch flimmernder, wirbelnder Bewegung. Ruhe und Bewegung wechseln bei manchen Scotomen nach Verschiedenheit des körperlichen Zustandes und des Grades der je weiligen Augenreizung.

Bei Gutta serena scheint dem Kranken ein heller Tropfen Wasser, vor der Sehe langsam herabzufallen; dem ersten folgt ein zweiter, und diesem noch mehrere. Das Phänomen findet bald nur in bewegten, bald im ruhenden Zustande des Augapfels statt, und es wiederholt sich in unbestimmten Intervallen hauptsächlich bei Irritation und Anstrengung des Auges. Ich vermuthe, dass die sonst nicht leicht erklärbare lateinische Benennung der Amaurose: Gutta serena hierin ihren Grund hat. Diess Scotom ist eines der Seltensten, und ich habe es nur einige, wenige Male beobachtet. Eben wegen dieser Seltenheit möchte der Name Gutta serena besser zur Bezeichnung dieses particularen Symptomes als der Krankheit selbst passen.

Statt der hellen Wassertröpfchen sind es zuweilen Sandkörnchen oder am öftersten Schneeflöckchen, die vor der Sehe herabzufallen scheinen.

Häufig vorkommende Scotome sind vor dem Auge schwebende, hell glänzende, oder am öftersten graue und schwarze Punkte, einfach für sich, oder mit aus ihnen auslaufenden, selten geraden, gewöhnlich krummen Linien, welche ein- oder auch mehrere Male gebogen und verschlungen, geringelt, oder gekräuselt sind. Sie haben daher nicht selten die Figur einer kleinen Schlange, sind geschwänzt. Zuweilen ist es ein oder mehrere Ringelchen von verschiedener Grösse, gewöhnlich in wirbelnder Bewegung. In diesem Falle befindet sich ein helleres Centralfeld in einer dunklen Einfassung. Anderen Falles steckt ein dunkler Stern in einer lichteren, wieder durch einen opaken Saum begrenzten Schale. Die Körner sehen wie Blutkügelchen unter dem Microscope aus, sind rund oder eirund linsenförmig abgeplattet, sind solitar oder gregat, und liegen alsdann sehr zahlreich in regellos geformten Haufen zusammen. Nur selten hat das Scotom einige, immer unvollkommne Aehnlichkeit mit einem Mückenkopf, obgleich die Benennung Myodesopsie sehr gebräuchlich ist. Es gehört überhaupt eine etwas rege Einbildungskraft dazu, um in den Scotomen eine gewisse Uebereinstimmung mit bestimmten Gegenständen Mückenköpfen, Schlängelchen, Balken &c. zu finden. Diese Uebereinstimmung ist nicht grösser, als jene gewisser Sternbilder mit Bären, Skorpionen, Wagen u. s. f. Wenn im Skotome viele gerade Linien sich rechtwinklig nach verschiedenen Richtungen durchkreuzen, hat dasselbe die Gestalt eines Netzes, eines Gitters, und wird der Visus reticulatus genannt. Sehr oft glaubt der Kranke einen aufrecht stehenden, noch öfter einen horizontal liegenden Balken zu sehen, (Visus trabecularis). Die Angaben der Kranken über die Gestalten der ihnen vorschwebenden Skotome sind äusserst mannigfaltig und wahrhaft abentheuerlich. Sie pflegen dieselbe sehr sorgfältig zu studieren und umständlich zu beschreiben, legen grosses Gewicht auf die in ihnen sich etwa ergebenden Veränderungen, pflegen sie auch zu zeichnen und bildlich darzustellen.

Sie hängen diesen Illusionen bald mit einem phantastischen Vergnügen, bald mit Schrecken und Entsetzen nach, — und sehen die Spektra um so mehr, je mehr Aufmerksamkeit sie auf dieselben richten. Sie sind mit dem Arzte unzufrieden, wenn er auf ihre Angaben, Erzählungen und Zeichnungen kein besonderes Gewicht legt und sie allenfalls vom zu eifrigen Betriebe ihres träumerischen und phantastischen Studiums abmahnt.

Von den durch eigene, regelmässige Formen sich auszeichnenden Skotomen (Schlangen, Mückenköpfen, Balken, Netzen, Gittern) sind die dunkelen, grauen, braunen, besonders aber schwarzen Flecken zu unterscheiden, welche Amaurotische vor ihren Augen zu sehen pflegen (Visus maculosus).

Diese verbreiten sich über einen grösseren oder kleineren Theil des Sehfeldes, nehmen dessen obere, untere oder Eine seitliche Hälfte ein, haben zuweilen eine mehr oder weniger halbmondförmige Gestalt, sind am Rande wohl auch festonirt und haben gewöhnlich eine hellere, lichtere, auch farbige z. B. lichtblaue Einfassung. Der vorschwebende Fleck ist bei denselben Kranken zu verschiedenen Zeiten bald grösser, bald kleiner, bald mehr, bald weniger dunkel, gewöhnlich bei starker Beleuchtung mehr hervortretend, im Dunkeln weniger belästigend, aber auch bei gänzlicher Lichtprivation und bei geschlossenem Auge sichtbar bleibend. Bei fulminirenden Amaurosen entstehen grosse und ganz dunkelschwarze Flecken jedesmal plötzlich: — bei jenen, welche sich langsamer bilden, nehmen die Flecken nur allmählig an Dunkelheit und am Umfang zu, und bei eintretender Besserung werden sie zuweilen etwas heller und verlieren an Ausbreitung. Die schwarzen Flecken sind zuweilen mit Hemiopie verbunden, und die Art und Richtung der letzten entspricht wirklich manchmal der Lage des Fleckens, wie sie der Kranke angiebt Aber dies ist keineswegcs constant und es ist viel Zufälliges und Unbestimmtes in diesen Verhältnissen. Statt des Fleckens sehen Amaurotische öfters eine dunkele Wolke vor ihrem Auge schweben (Visus nubeculosus): diese ist schwarzgrau und von Zeit zu Zeit (wenn zugleich Photopsie stattfindet) gleich einer Gewitterwolke mit leuchtenden Blitzen durchzuckt: — oder sie sehen, wie sie sich ausdrücken, statt der Wolken einen grauweissen, auch schwarzen Nebel vor dem Auge, Chrupsie (Visus nebulosus). Der unvollkommen Amaurotische sieht aber die sichtbaren Gegenstände nicht (gleich dem Kataraktösen, welcher wirklich auch ein getrübtes Medium sieht) durch einen Nebel, in diesen verhüllt, von ihm oder von einer Wolke bedeckt, seine Umrisse oder Kontouren darin zerfliessend, und in ihm verwischt. Der Nebel oder die Wolke vor dem Auge ist für den Amaurotischen der Gegenstand selbst, welchen er sieht und objektiv wahrzunehmen glaubt. Der Amaurotische, wenn er nicht durch die Suggestiv-Fragen des Arztes irre geführt und zu falschen Antworten verleitet wird, sagt nie, er sehe wie durch einen Nebel, sondern er sehe einen Nebel. Die Sprache der Kranken ist eine Sprache der Wahrheit, Natursprache, — eine sehr philosophische Sprache. Sie wird aber leicht durch das Hineinreden des examinirenden Arztes adulterirt, welcher seine unbestimmten und verwirrten Ansichten auf den Kranken überträgt.

Unter die Skotome gehören auch die falschen Farben, welche Amaurotische sehen (Chromopsie) — nämlich 1) sie sehen Farben an ungefärbten Gegenständen, 2) sie verwechseln die Farben unter einander, 3) es schwebt ihnen beständig oder zeitweise Eine herrschende Farbe vor. Diese letzte ist nach Verschiedenheit der Amaurose bald eine lichte, die rothe, purpurne, seltener die gelbe, öfters blendend weiss: — oder eine dunkele, die blaue, seltener die grüne, öfters dunkelschwarz.

Seine herrschende Farbe sieht der Amaurotische auch im Dunkeln und bei geschlossener Augenliderspalte: — in einigen Fällen ist es demselben im Hellen schwarz, im Dunkelen roth vor den Augen. Das Farbenspiel ist zuweilen für ihn ergötzlich, öfter aber schreckhaft und quälend.

Das Unvermögen, die Farben richtig zu unterscheiden, die Achromatopsie, ist manchen Menschen angeboren und in diesem Falle kein amaurotisches Symptom. Die Achromatopsia congenita ist nur partiell und bezieht sich nur auf Eine Farbe, z. B. die blaue oder gelbe. Sie ist vielleicht nicht so selten als man glaubt, indem sie bei Menschen, welche keine Maler sind und sich weniger mit den feineren Nuancen und Unterschieden der Farben beschäftigen, ohne auffallende Wirkung und daher leicht unentdeckt bleibt. Wenn aber ein Mensch, der früher nicht an Achromatopsie litt, mit einem Male die Farben nicht mehr unterscheiden kann, und ihm roth als gelb, blau als roth, grün als blau vorkömmt, so ist dies ein sehr verdächtiges Zeichen und deutet auf beginnende Amaurose hin —

Das letzte hier zu betrachtende Skotom ist das falsche Licht selbst (Photopsie). Dem Kranken flimmert es vor den Augen, er hat einen hellen, lichten Schein vor denselben, er sieht Funken, Blitze, Flammen, leuchtende und feurige Kugeln, welche vor seinen Augen in verschiedenen Richtungen, gewöhnlich in aufsteigender Bewegung schweben, mit einem Male zerplatzen und sich in einzelne kleinere, sehr zahlreiche, weniger regelmässig geformte Feuermassen auflösen.

Die Skotome, Scheinbilder, sind insgesammt Produkte einer krankhaft bildenden Thätigkeit der Netzhaut u. s. f., ähnlich denjenigen Reactionen derselben, welche durch den wirklichen Eindruck des Lichtes selbst, der Farbe und des Lichtreflexes von dunkelen Gegenständen erregt werden. Wenn der Amaurotische an einem dunkelen Orte Licht, Feuerfunken, Blitze und feurige Kugeln sieht, so befindet sich die Netzhaut &c. in demselben Zustande von Aufregung und Reaction, in welchen sie bei Gesunden nur durch die wirkliche Einwirkung des Lichtes, des Blitzes, einer leuchtenden Kugel versetzt wird. Eben so ist bei der amaurotischen Chromopsie die Reaction der Netzhaut dieselbe, welche bei Gesunden der Eindruck bestimmter Farben hervorzubringen pflegt. Auf gleiche Weise bei Visus nebulosus, nubeculosus, maculosus, wie bei wirklich vorschwebendem Nebel, bei wirklich vorschwebender Wolke, bei wirklich vorschwebendem dunklen Gegenstande. Bei den eigenthümlich geformten Skotomen, Schlangen, Mückenköpfen, Balken &c. ist die Netzhaut an einer bestimmten, genau umschriebenen Stelle gerade auf dieselbe Weise thätig, wie wenn wirklich das Bildchen solcher Gegenstände auf dasselbe Feld der Retina fiele.

In dieser Beziehung ist die Skotopsie den spasmodischen und konvulsivischen Affektionen des Muskelsystemes korrelativ. In den willkürlich beweglichen Muskeln geschieht die Contraktion nur durch und unter dem Einfluss des Willens. Bei jenen krankhaften Affektionen findet sie spontan ohne einen mittelst der motiven Nerven mitgetheilten Cerebral- oder Spinal-Impuls statt. Ebenso ist die Skotopsie ein spontanes Sehen von reinem oder polarisirtem Litht oder von

Lichtreflexen ohne wirkliche Gegenwart des objektiven Causalmomentes jener Sinneswahrnehmung. Denn eigentlich percipirt in dieser die Seele nicht das sichtbare Objekt selbst (das νουμένον), sondern nur den Eindruck, welchen dasselbe auf das Sinnesorgan macht, und den hierdurch veränderten Zustand dieses Organes, welcher Eindruck für sie eine Erscheinung (φαινόμενον) ist. Durch das Auge werden die sichtbaren Gegenstände nicht selbst wahrgenommen, sondern nur die Lichtreflexe von ihrer dunkelen Oberfläche mit dem hellen Einfassungsramen an ihrer räumlichen Begränzung. Das Sehorgan ist der wirkliche Lichtsinn: — es sieht nur Licht als solches und polarisirtes (gefärbtes) Licht und Lichtreflexe in begränzten Räumen und Einfassungen. Das Licht aber percipirt die Netzhaut im Auge wirklich, ja sie intussuscipirt dasselbe und erkennt sich in ihm als dem ihr Gleichartigen, so wie Intussusception nur zwischen homologen möglich und Erkennen nur das Sichwiederfinden in dem Gleichartigen ist. Eben darum ist der Sehakt auch ein positiver Beweis von dem Dasein des Lichtes auch ausserhalb des sehenden Auges und unabhängig von demselben. Ausser dem Lichte aber wird nichts gesehen, und darum ist der Sehakt, wie er wirklich ausgeübt wird, kein einfacher, sondern ein sehr zusammengesetzter Prozess, in dem sich eine Combination somatischer und psychischer Elemente findet. Der Sehakt ist daher dem Menschen nicht angeboren, sondern er muss (gleich dem Gehen und Sprechen) mühsam und allmählig durch Reflexion erlernt und eingeübt werden, wie das Beispiel neugeborner Kinder, welche anfangs wirklich nichts als das Licht sehen, beweist, und jenes der später durch operative Hülfe zum Sehen gelangten Blindgebornen Katarakiösen, bestätigt. *J. Campbell* (in *Thomson's* Annal. of philosophy. Vol. X. pag. 17.)

bemerkt sehr richtig, dass der Gesichtssinn zwei Sinne in sich vereinige, einen quantitativen (gleich dem Tast- und Hörsinn) für die Gestalt, und einen qualitativen (gleich dem Geschmack und Geruch) für die Farbe.

Wenn die Skotopsie gemäss des Vorstehenden lediglich eine von der Lichteinwirkung unabhängige, aber der durch diese gesetzten Erregung ganz korrelative Reaktion der Netzhaut &c. ist; so bleibt die Frage zu beantworten, 1) wodurch diese Retinal-Reaktion in amaurotischen Zuständen verursacht werde, und 2) ob sie einzig auf diese beschränkt sei und nicht auch bei anderen, nicht amaurotischen Augenleiden vorkomme?

Man hat den Grund der Skotopsie in materiellen Ursachen gesucht und das Scheinsehen bei derselben für ein wahres Sehen — von im Auge wirklich vorhandener Körperchen erklärt. Diese Erklärung könnte allenfalls für einige, aber doch nur für äusserst wenige Skotome, für das Sehen von Punkten, Linien, Schlängelchen, Mückenköpfen, — keineswegs aber für jenes von grossen dunkelen Flecken, Wolken, Balken &c., am allerwenigsten für die Chromopsie, Achromatopsie und Photopsie ihre Anwendung finden.

Da aber in der Reihe der Skotome ein durchgängiger Zusammenhang und eine innere Gleichartigkeit auch bei äusserer formaler Verschiedenheit stattfinden und oben nachgewiesen wurden; so ist ein Erklärungsgrund, welcher nicht für alle Skotome passt, zum Voraus unwahrscheinlich. In amaurotischen Augen findet sich nichts und kann sich nichts finden, was dem Kranken als Blitz oder Leuchtkugel erscheinen könnte; eben so wenig als Wolke, schwarzer Fleck, Nebel oder Balken. Aber die Scheinbilder von Mückenköpfen, von Schlängelchen, Ringelchen &c sollen Schleimflocken auf der Hornhaut, circumscripte und wenig ausgebreitete Opacitäten in den durchsichtigen Medien des Augapfels, dort lebende Entozoen oder erweiterte und inforcirte Blutgefässe im Innern des Augapfels hervorbringen können. Da die Gegenwart dieser Dinge bei Skotomen durch nichts erwiesen ist und nur hypothetisch vorausgesetzt wird, so ist fürs Erste zu bemerken, dass die Annahme materieller Ursachen nicht nothwendig ist, indem, wie oben gezeigt wurde, die Skotome auch ohne dieselben aus krankhaften Aktionen der Netzhaut erklärt werden können. Der Gebrauch der Hypothesen in den Naturwissenschaften ist nur da zulässig, wo für gewisse zuverlässig konstatirte Erscheinungen positive und thatsächlich ermittelte Erklärungsgründe gänzlich fehlen. Aber es streiten auch positive Gründe gegen obige Annahmen. Schleimflocken, welche bei Lemositas der Hornhaut ankleben, bringen wohl momentan und sehr vorübergehend eine Trübheit des Sehens, aber kein Skotom hervor. Skotopsie koexistirt überhaupt äusserst selten mit Lemositas, und wenn dies der Fall ist, so geschieht es nur zufällig und ohne innere kausale Verknüpfung.

Eben so bemerkt man bei wirklich vorhandenen und constatirten circumscripten Opacitäten, bei Hornhautflecken, bei dem Centrallinsen- oder Kapselstaare &c. keine Skotome. Von Ophthalmo-Entozoen sind bei dem Menschen bisher nur äusserst wenige Fälle bekannt. Den Cysticercus (Blasenwurm) haben *W. Sömmering* und *Schott*, dann *Mackenzie* in der vorderen Augenkammer beobachtet. Derselbe brachte aber in diesen beiden Fällen keine Skotome, überhaupt wenige Störung der Sehfunktion und keine Irritation der Augenhäute hervor. Der Echinococcus hominis (Igelwurm) im *Jacobson*'schen Sacke verursacht Choroideitis und Dictyitis, Verdickung der Häute, auch äussere Geschwulst und Hervorragung, aber (wie natürlich wegen seiner Lagerung) keine Skotome. Im Linsensysteme sind Helminthen (nach *Nordmann's* und *Gescheidt's* Beobachtungen) äusserst häufig, jedoch mehr bei Fischen als bei den höheren Thieren. Aber auch bei den Menschen kömmt Filaria (Fadenwurm), Monostoma (Einmaul) und Distoma (Doppelmaul) in der Krystalllinse und im Glaskörper vor. Ihre Wirkungen aber sind, abgesehen von der cataraktösen Verdunkelung, noch unbekannt.

Alle diese im Auge befindlichen undurchsichtigen Körperchen können nach optischen Gesetzen nicht gesehen und wirklich wahrgenommen werden, weil sie sich zu nahe, in zu geringer Entfernung von der Netzhaut befinden. Die Sehweite des Menschen ist eben sowohl nach der Nähe als nach der Ferne begrenzt und limitirt: — sichtbare Gegenstände, welche zu nahe an der Netzhaut liegen, werden eben so wenig wahrgenommen, als die von dem Auge zu weit entfernten. Die Myopie keines Auges ist gross genug zur Wahrnehmung solcher in der kleinsten Entfernung befindlichen Gegenstände, und bekanntlich sieht ein Kranker einen im Centralfelde der Cornea steckenden eingekeilten fremden Körper, oder einen daselbst befindlichen Hornhautflecken, oder einen Centralstaar mit dem leidenden Auge nicht: er sieht auch in solchen Fällen keinen Fleck und kein Loch an einem vorliegenden weissen Gegenstande, obgleich die Behauptung des Gegentheils noch zuweilen erfahrungswidrig ausgesprochen wird.

Aus demselben Grunde kann auch ein im Innern des Augapfels befindlicher Blutaderknoten, selbst wenn er in der Richtung der Sehaxe gelagert wäre, was doch nicht leicht der Fall ist, — nicht gesehen werden. Da aber die Skotopsie äusserst häufig mit äusserer, innerer und mit allgemeiner Varicosität des Augspiels coexistirt, so ist es doch einigermaassen wahrscheinlich, aber bisher nicht durch pathologisch-anatomische Untersuchung erwiesen, dass einzelne Varicen in der Choroidea zuweilen Scotome von einer gewissen Art hervorbringen mögen: nur nicht direkt, indem sie das gesehene Scheinbild selbst wären, sondern indirekt durch Druck auf die anliegende Netzhaut und dadurch bewirkte Funktionsstörung derselben. Nicht nur dunkele, auch helle und leuchtende Skotome, selbst Photopsie können nach der Verschiedenheit der Verhältnisse durch Compression der Retina entstehen, so wie auch der Fingerdruck auf den Augapfel mittelst des Augenlides ausgeübt, mechanisch durch Compression und Erschütterung der Retina, Scotome, Licht- und Farbenscheu &c. veranlasst.

Materielle Ursachen können daher allerdings Skotome auf indirekte Weise hervorbringen: sie sind alsdann als entfernte Ursachen derselben zu betrachten: — die nächste und eigentliche Ursache ist aber alle Zeit und für alle Scotome eine Funktionsstörung und krankhafte Thätigkeit der Netzhaut.

Photopsie ist immer die Folge eines heftig gereizten, ja entzündlichen, wenigstens subinflammatorischen Zustandes der Retina: helle und lichte Scotome sind ebenfalls Wirkungen von Erethismus und Orgasmus derselben. Diese gehören somit zu den positiven oder Reizungssymptomen. Auch die dunkelen Scotome, welche in eigenthümlich und mehr regelmässig geformten Bildern bestehen, als Produkte einer krankhaft bildenden Thätigkeit, tragen diesen Charakter an sich.

Aber die schwarzen Flecken, dunkele Wolken, müssen als passive und Beraubungssymptome betrachtet werden, wenn sie vom partiellen Torpor und von der damit verbundenen Unempfindlichkeit eines einzelnen Feldes der Retina herrühren, neben welchen noch

Lichtempfindung und Perception in den angrenzenden Retinalfeldern stattfinden; — für welche Annahme allerdings mehrere oben angeführte Gründe zu sprechen scheinen.

Sie würden alsdann einigermaassen von gleicher Bedeutung mit der Hemiopie (Visus dimidiatus, Halbsehen) sein, welche nun zur Betrachtung kömmt.

Bei Hemiopie sieht der Kranke nur die Hälfte eines Gegenstandes, entweder die obere oder die untere oder eine seitliche Hälfte desselben. Die andere ist ihm wie verdeckt; oder er sieht auch nur jene Gegenstände, welche sich in einer gewissen Stellung und Richtung gegen sein Auge, nämlich in der einen Hälfte seines Gesichtsfeldes, befinden. Denkt man sich das Sehfeld in vier gleich grosse Abschnitte getheilt, so werden nur die in zwei an einander stossenden Abschnitte befindlichen Gegenstände gesehen, die in den beiden anderen Abschnitten gelagerten nicht. Der Kranke muss daher mit dem Auge den Gegenstand suchen, um dasselbe zu diesem in die gehörige respektive Stellung zu bringen, und daraus entstehen auffallende Verdrehungen des Kopfes und der Augen. Bei der Hemiopie ist das Sehen überhaupt unvollkommen und auch die Perception der noch sichtbaren Hälfte der Gegenstände schwach und undeutlich. — Die Hemiopie ist die Folge des Torpors, welcher schon die eine Hälfte der Retina ergriffen hat, indess die andere Hälfte noch sensorielle Kraft und Perceptionsvermögen besitzt. Bei Visus maculosus, nubeculosus wäre das Gleiche, aber in einem weniger genau geometrisch bestimmbaren Retinalfelde der Fall. Es kann auch geschehen, dass der Torpor zuerst in dem äussersten Umkreise der Netzhaut, an ihrem gezähnten Rande beginnt und sich von da in centripetaler Richtung nach und nach gegen das Mittelfeld verbreitet, so dass zu einer gegebenen Zeit das letzte noch sensorielle Kraft besitzt, deren die Randfelder schon beraubt sind. — Da das Mittelfeld der Eintrittsstelle des Sehnerven zunächst liegt, und von diesem die vom Hirn ausgehende sensorielle Kraft der Retina mitgetheilt wird, so wäre diese centripetale Amaurose derjenigen Anästesie und Paralyse ähnlich, welche z. B. in der unteren Extremität in den Fusszehen beginnt, über den Fuss zum Unterschenkel und dann zum Oberschenkel fortschreitet. Schwerer ist die Möglichkeit einer centrifugalen Amaurose begreiflich, bei welcher die Randfelder noch Empfindlichkeit besitzen, das Centralfeld aber dieselbe schon verloren haben soll.

Zu der Annahme einer solchen Amaurose sind einige Schriftsteller wohl durch die oben beschriebene Contorsionen der Augen und durch das Suchen des Gegenstandes verleitet worden, welches man bei einigen unvollkommen Amaurotischen beobachtet. Diese Verdrehungen aber geschehen keineswegs in einer solchen bestimmten Richtung, dass sie für jene Annahme genugsam beweisend sein möchten; sie finden auch bei Hemiopie statt und sind aus dieser hinreichend erklärbar. Hemiopie ist aber keine excentrisch verlaufende Amaurose.

Den Gegensatz der Hemiopie bildet, wenigstens dem äusseren Erscheinungs-Ergebnisse nach, die Diplopie und Polyopie (Visus duplicatus et multiplicatus, das Doppeltsehen und Vielfachsehen). Der Kranke sieht einen einfach vorhandenen Gegenstand zweifach: neben dem wahren Bilde des Gegenstandes befindet sich ein zweites, das Scheinbild, gewöhnlich zur Seite des ersten in etwas schräger Richtung. Es kann aber auch ober- oder unterhalb des ersten sich zeigen, was jedoch seltener der Fall ist. Meistens stehen die Axen der beiden Bilder einander paralell, — sie können aber

auch

auch divergiren, verlängert z. B. nach unten, zusammenstossen oder sich in spitzem Winkel durchschneiden. Das Nebelbild ist gewöhnlich kleiner, matter, weniger deutlich, seine Umrisse minder scharf gezeichnet, sein Colorit weniger lebhaft. Zuweilen ist das Nebelbild dem wahren Bilde ganz gleich und von ihm gar nicht zu unterscheiden.

Die Diplopie findet gewöhnlich nur in einer bestimmten Entfernung (von ½ bis 3 Schuhen) statt. Ausserhalb derselben (in grösserer Nähe oder Ferne) wird der Gegenstand nur einfach gesehen. Die Entfernung, in welcher der Gegenstand doppelt gesehen wird, ist meistens der Distanz des bestimmten Sehens und der deutlicheren' Unterscheidung gleich. Das Scheinbild geht alle Zeit aus dem wahren Bilde hervor, besaumt zuerst seinen Rand wie ein dunklerer Schatten, tritt allmählig gesondert aus seinem Umfang heraus, deckt dasselbe noch zur Hälfte, zum dritten Theil, löst sich zuletzt ganz von ihm ab und entfernt sich immer mehr vom wahren Bilde.

Die amaurotische Diplopie ist immer monocular, d. h. der Kranke sieht mit Einem Auge (wenn das andere geschlossen, oder sonst ausser Action gesetzt ist) doppelt. Die binoculare Diplopie bei welcher der Kranke nur, wenn er beide Augen zum Sehen gebraucht, doppelt sieht, ist nicht amaurotisch: — sie ist Folge der Divergenz beider Sehaxen, bei fehlerhafter Stellung Eines oder beider Augäpfel und bei Mangel an übereinstimmender Bewegung derselben: — daher bei Strabismus. Es kann aber dieser selbst ein amaurotisches Symptom sein, und er ist dies, wie unten gezeigt werden soll, sehr oft. Die von ihm herrührende Diplopie ist alsdann ein indirekt-amaurotisches Symptom, ein Symptoma symptomatis dieser Krankheit

Auch die monoculare Diplopie ist nicht immer amaurotisch. Sie kann von Schleimflocken auf dem Bindehautplättchen, von facetischer Beschaffenheit der Hornhaut, von Form- und Lage-Veränderungen der Krystalllinse — sie soll von Diplokore (was aber meine Erfahrungen nicht bestätigen) herrühren. In jedem Falle ist sie die Folge davon, dass zwei Bilder eines Gegenstandes auf verschiedenen mehr oder weniger von einander entlegenen Retinalfeldern durch vervielfachte Strahlenbrechung ausser der Richtung der Sehaxe entstehen; — was wohl ohne amaurotischen Zustand geschehen kann. Allein nicht selten begleitet Diplopie in Verbindung mit anderen amaurotischen Symptomen den beginnenden schwarzen Staar, und endet nach zeitweiler Anwendung zuletzt mit gänzlicher Erblindung. Obgleich nun auch in solchen Fällen das Nebenbild nicht als Produkt einer krankhaft bildenden Thätigkeit der Netzhaut betrachtet werden kann, und es daher eigentlich keine wahre (wesentliche) Retinal-Diplopie giebt, so ist doch mit gereizten und congestiven Amaurosen zuweilen eine solche Veränderung in den innern Strahlen-brechenden Medien des Augapfels verbunden, dass sich hieraus eine gedoppelte Refraction, — deren Eine ausserhalb der naütrlichen Richtung der Sehaxe — und die Vereinigung der Lichtstrahlen in zwei Strahlenheerden auf zwei verschiedenen Retinal-Feldern ergiebt.

Bei Polyopie sieht der Kranke einen Gegenstand mehr als zweifach, — vielfach, oft sehr vervielfacht. Das wahre Bild des Gegenstandes befindet sich in der Mitte, und die Scheinbilder umgeben dasselbe von allen Seiten, öfters in concentrischen Kreisen geordnet. Die Polyopie findet meistens nur für leuchtende und glänzende Gegenstände statt. Sie ist seltener als Diplopie überhaupt und seltener als diese amaurotisch; — öfters cataractös.

Wie Hemiopie ihrer Natur nach ein torpides Symptom ist, so hat Diplopie und Polyopie meistens eine aktive Bedeutung, und sie zeigt sich besonders in gereizten congestionirten und überfüllten Zuständen des Auges.

Andere amaurotische Symptome sind die Micropie (Visus diminutus, das zu klein Sehen) und ihr contradiktorisches Gegentheil, die Megalopie (Visus amplificatus, das zu gross Sehen). Amaurotischen kommen nicht selten die Gegenstände kleiner vor, als sie wirklich sind, was dem Kranken besonders bei monolateraler Amaurose auffällt, wo er mit dem Einen Auge den Gegenstand grösser, mit dem anderen kleiner sieht, da bei bilateraler Amaurose, — weil alle Gegenstände sich gleichmässig verkleinert zeigen und kein Missverhältniss sich ergiebt, die Vergleichung aber mit der wahren Grösse, in welcher andere Menschen die Gegenstände sehen, unmöglich ist, — die Sache leicht verborgen und unentdeckt bleibt. Bilaterale Micropie fällt dem Kranken nur alsdann auf, wenn er eine deutliche und bestimmte Erinnerung von derjenigen Grösse hat, in welcher ein ihm bekannter Gegenstand ihm früher, noch vor kurzem, erschienen ist, in welcher Erinnerung ihm ein Anhaltspunkt zur Vergleichung mit den Dimensionen des jetzigen Bildes gegeben ist. Die Verkleinerung ist oft sehr bedeutend und kann den dritten Theil der natürlichen Grösse betragen. Sie ist mit verminderter Schärfe der Umrisse verbunden und charakterisirt sich hierdurch als passives, negatives Symptom.

Die Megalopie, bei welcher die Gegenstände sich über der natürlichen Grösse zeigen, ist der Frequenz nach der Micropie ungefähr gleich. Sie ist gewöhnlich mit einem Gefühl von Spannung, Druck und Turgescenz im Augapfel verbunden; — die gigantesque

Grösse der Gegenstände hat für die Kranken etwas Beunruhigendes, ja Erschreckendes: — sie charakterisirt sich als ein irritativ-congestives Symptom.

Ein amaurotisches fehlerhaftes Sehen ist auch dasjenige, wobei die (übrigens richtige und correkte) Sinneswahrnehmung zu einem irrigen Urtheil über die Lage und respektive Position der Gegenstände verleitet, indem diese räumlichen Verhältnisse durch den Gesichtssinn nicht unmittelbar wahrgenommen, sondern nur durch comparative Reflexion (besonders über die ergänzenden und berichtigenden Wahrnehmungen durch den Tastsinn, welcher der Raumes Sinn ist) bestimmt werden. Die Objekte scheinen h ö h e r oder n i e d r i g e r gestellt zu sein, und somit über oder unter die horizontale Axe des Sehfeldes zu grosser Breite abzuweichen: V i s u s e l e v a t u s und V i s u s d e p r e s s u s. Es kann auch eine seitliche Deviation von der vertikalen Axe des Sehfeldes stattfinden, und somit Objekte, welche in gerader Richtung vor dem Auge und vor dem Mittelpunkt der Pupille aufgestellt sind, gegen den äusseren oder inneren Augenwinkel zu divergiren scheinen.

Endlich ist öfters bei unvollkommen Amaurotischen das Urtheil über die E n t f e r n n n g der Gegenstände irrig, — sie erscheinen in zu grosser Nähe oder in zu grosser Entfernung. Das irrige Urtheil über die wahre Entfernung des Gegenstandes beruht auf der Micropie und Megalopie. Der Kranke hält den Gegenstand für entfernter, weil er ihm kleiner erscheint und für näher, weil er vergrössert ist. — Man kann diesen Gesichtsfehler das irrthümliche Sehen (V i s u s e r r o n e u s) nennen. Indem die Retina bloss ein percipirendes und kein reflektirendes Organ ist, so möchte der Visus erroneus für die eigenthümliche Sphäre de

Retinal-Amaurose wohl transcendent sein und mehr der Cerebral-Amaurose angehören.

Das irrthümliche Sehen ist in der Regel ein amaurotisches Symptom und kömmt nicht leicht bei nicht amaurotischen Zuständen vor. Die einzige bekannte Ausnahme hiervon bildet der Umstand, dass am grauen Staar Operirte bei den unmittelbar nach der Operation angestellten Sehversuchen sich über die wahre Entfernung der ihnen vorgehaltenen Gegenstände zu irren und diese hinter ihrem wahren Standorte zu erblicken pflegen, woran die Abwesenheit der Krystalllinse, meistens auch bei Collapsus corneae nach ausgeflossenem Humor aqueus, — und somit die zu geringe Convergenz der vom Gegenstande reflektirten Lichtstrahlen Schuld sind; so wie man auch durch concave Brillengläser die Gegenstände kleiner und scheinbar in grösserer Entfernung sieht; ein Gesichtsfehler, welcher bei Staaroperirten sehr bald durch die berichtigende Tastsinnes-Wahrnehmung und Verstandes-Reflexion wieder gehoben wird.

Von dem amaurotischen Zunahe- oder Zufernsehen, bei welchem der Focus des Auges und seine Strahlen brechende Kraft sich nicht verändert hat, ist die wirkliche Myopie und Presbyopie zu unterscheiden, bei welcher eine solche Veränderung der Sehweite wirklich stattfindet.

Die Myopie, Kurzsichtigkeit, ist der natürliche Bildungszustand des Auges bei dem Kinde in den ersten Wochen und Monaten des Lebens: (wirklich sehen neugeborne Kinder nur in sehr geringen Entfernungen) und sie hängt hier von der noch beinahe kugeligen Beschaffenheit der Krystalllinse, von der grossen Convexität und Prominenz der Hornhaut, und von der relativ-präponderirenden Grösse des ganzen Augapfels, besonders seiner vorderen Hemisphäre ab. Dagegen ist die Presbyopie (Fernsichtigkeit) der natürliche Bildungszustand nach dem funfzigsten Lebensjahre, gemäss der jetzt eintretenden Abflachung der Cornea und der vorderen Linsenwand, der schon beginnenden Atrophie, dem Marasmus senilis der Linse selbst und aller Strahlen brechenden Medien im Augapfel. Von der puerilen Myopie bis zur senilen Presbyopie soll nun der in beständiger Metamorphose begriffene Augapfel successiv alle zwischen liegenden Grade der Sehweite durchlaufen. In den Jahren der Blüthe und Reife ist daher die Myopie als Hemmungsbildung, als ein Stehenbleiben des Augapfels auf einer niederen puerilen Entwickelungsstufe zu betrachten; und wirklich zeigen sich bei der stereotypen Myopie der Jünglinge und der jungen Männer in der Conformation des Augapfels und selbst in seinem Lageverhältniss zur noch unvollkommen ausgebildeten, verkürzten und zu wenig nach vorn verlängerten Orbita, aus welcher er zu sehr prominirt, — die fötalen und puerilen Proportionen. Die in diesen Lebensjahren seltener vorkommende Presbyopie ist aber, wenn sie sich zeigt, die Folge des Frühalterns und einer vorzeitigen senilen (wenn auch nur localen) Atrophie.

Ausser der natürlichen (auf dem normalen Bildungszustande beruhenden) und der als Bildungsfehler (Hemmungsbildung oder Marasmus senilis praematurus) vorkommenden Myopie und Presbyopie, welche von allgemein physikalischen, optischen Gesetzen abhängen und daher am wenigsten jemals amaurotisch sind, giebt es noch eine Myopie und Presbyopie, welche ihren Grund hat in dem individuellen Mangel oder der Beschränkung des dem Menschen eigenthümlich zukommenden Vermögens, seine Sehweite nach Bedarf zu verändern, und seinen Focus der Entfernung der sichtbaren Gegenstände anzupassen, so dass innerhalb gewisser Grenzen nahe und entfernte Gegenstände von ihm gleich gut gesehen werden.

Hierzu dient die durch die Wirkung der bewegenden Muskeln des Augapfels erzielte Form- und Lage-Veränderung desselben, indem er bei der aufmerksamen Betrachtung naher Gegenstände mehr hervorgetrieben und zugleich etwas schief gestellt, nämlich gegen den inneren Augenwinkel gezogen, — seine vordere Hemisphäre mehr gewölbt, dagegen bei jener der entfernteren Objekte mehr abgeflacht und der ganze Bulbus etwas tiefer in die Orbita zurückgezogen, zugleich auch gegen den äussern Augenwinkel gestellt wird. Diesen von willkürlicher Muskularaction abhängigen, wenngleich (nach einmaliger Erlernung und Angewöhnung) unbewusst vollbrachten Veränderungen, ist eine dadurch gleichfalls bestimmte Dislocation der Linse, welche im ersten Falle mehr nach vorne, im zweiten mehr rückwärts geschoben, und dadurch von der Netzhaut weiter entfernt oder ihr mehr genähert wird, — dann die Verengerung der Pupille bei dem Nahesehen, ihre Erweiterung bei dem Fernesehen correlativ. Diese mechanischen und optischen Veränderungen finden zwar nur in sehr geringen Graden statt, aber sie reichen doch hin, um die oben bemerkte gleichfalls nur in einer gewissen Breite mögliche Accommodation des Focus zu erklären. Wenn nun ein Mensch dies Accommodations-Vermögen nicht besitzt, oder richtiger gesagt, wenn er dasselbe nicht durch frühere Einübung (Augen-Gymnastik) erworben hat, so ist er gleichfalls Myop oder Presbyop, — gewöhnlicher das erste, — obgleich in der Conformation der Augäpfel die Ursache hiervon als Bildungs-Abweichung nicht erkennbar ist.

Auch diese Myopie und Presbyopie ist meistens nicht amaurotisch, — sie ist häufig Folge der nicht erworbenen Geschicklichkeit im Gebrauche der Augenmuskeln zu dem genannten Zwecke u. s. f., und sie ist eben darum öfters durch Augen-Gymnastik noch heilbar gleich dem Stottern.

Allein da bleibende Pupillen-Verengerung und Erweiterung, Strabismus und Paresis der Augapfelmuskeln selbst öfters (objektive) amaurotische Symptome sind, wie ich weiter unten zeigen werde, so hat doch die von ihnen (wieder als Symptoma symptomatis) abhängige Myopie oder Presbyopie zuweilen wirklich eine amaurotische Bedeutung, und es ist nicht selten, dass der am anfangenden schwarzen Staare Leidende darüber klagt, dass er, nachdem er früher keineswegs Myop war, mit einem Male nicht mehr gut in die Ferne sieht. Umgekehrt fangen auch wirkliche Myopen bei beginnender Amaurose mit einem Male an, besser in die Ferne zu sehen, worüber sie sich sehr erfreuen: allein diese Freude ist wie bei Oxyopie von kurzer Dauer. Die amaurotische Myopie kann auch ganz einfach als Folge und Wirkung der Amblyopie betrachtet werden, indem der Kranke wirklich in dem Maasse weniger sieht, als seine Sehweite sich verkürzt, wobei die hinter der äussersten Grenze derselben liegenden Gegenstände nicht mehr gesehen werden. Früher sah der Kranke die Gegenstände in einer gewissen Entfernung noch gut und deutlich; jetzt wegen eingetretener Schwäche der Sehkraft sieht er sie in derselben Entfernung undeutlich oder gar nicht mehr. So ist umgekehrt auch die amaurotische Presbyopie gewöhnlich und aus demselben Grunde mit Oxyopie verbunden und aus dieser herzuleiten: daher auch mit ihr selbst von gleich kurzer Andauer.

Zur Metamorphosie gehören alle scheinbare (nicht wirklich vorhandene) Veränderungen in den Umrissen und in der Configuration der äusseren sichtbaren Gegenstände, wenn gerade Linien (z. B. in Schrift oder Druck) gekrümmt, gebogen, die Axen der Gegenstände gebrochen, stumpfwinklig umgebogen, ihre Umrisse nicht scharf begrenzt, daher näher zusammenfliessend, über einander geschoben, — die Objekte verzogen, verlängert erscheinen. Unvollkommen-Amaurotischen kömmt zuweilen der Kreis wie eine Elypse, das rechtwinkliche, wie ein geschobenes Viereck vor. In diesem höheren Grade der vollkommeneren Entwicklung ist die Metamorphosie selten: — aber in den oben bemerkten geringeren Graden ist sie sehr gewöhnlich, und beinahe bei jeder unvollkommenen Amaurose zugegen, indem der Kranke immer mehr oder weniger unrichtig sieht. Die Defiguration der Gegenstände ist natürlich sehr mannigfach, und sie geschieht in sich entgegengesetzten Abartungen. Daher verhält sich die Metamorphosie wie die Scotopsie. Sie hat ihr contradiktorisches Gegentheil nicht in einem anderen ihr correlativen amaurotischen Symptom, sondern bei der Verschiedenheit hier der Defigurationen, so wie dort der Scheinbilder — in sich selbst.

Visus evanidus ist derjenige Zustand, da der Kranke, wenn er einen Gegenstand betrachtet, denselben ziemlich gut sieht: je länger er aber seinen Blick auf denselben richtet, desto undeutlicher wird er ihm, bis er ihm zuletzt ganz verschwindet. Es kömmt auch wohl das Gegentheil vor: der Kranke sieht den Gegenstand anfangs weniger deutlich und bestimmt; je länger und aufmerksamer er ihn betrachtet, desto schärfer treten seine Umrisse, desto bestimmter seine Figur, seine Farbennüancen und übrigen sichtbaren Eigenschaften hervor. Man kann diesen Zustand Visus increscens benennen. Derselbe entspricht dem Torpor, bei welchem durch Anstrengung die Trägheit und Unthätigkeit des Organes zuletzt überwunden und noch einige Reaction erzwungen wird; Visus evanidus aber einem gereizten Zustande, wobei die schon bestehende Ueberreizung der Netzhaut durch die hinzukommende Anstrengung noch gesteigert und die Retinal-Funktion zuletzt aufgehoben wird; — oder er bezeichnet den Uebergang eines noch gereizten Zustandes im Torpor.

Von ihm ist Visus interruptus in sofern verschieden, als bei diesem zwar auch auf den Moment des Sehens jener des Nichtsehens, — rascher als bei Visus evanidus - und ohne unmerklichen Uebergang folgt, dieser Moment aber sehr bald wieder und auf die gleiche Weise in den ersten zurückläuft, und so der Wechsel vom Sehen und Nichtsehen sich in stetiger Reihenfolge wiederholt. Vermöge desselben sind in ihm gleichsam Visus evanidus und increscens vereinigt: oder vielmehr Visus interruptus bezeichnet den Kampf zwischen dem Sehen und Nichtsehen und die letzten Anstrengungen der Natur im Kampfe gegen die Krankheit.

Endlich wenn dieser Kampf ausgekämpft ist, hören die Phasen und Oscillationen auf, und alle Arten des unrichtigen Sehens gehen in dem Visus nullus, dem vollständigen und bleibenden Nichtsehen auf gemeinsame Weise unter. Totale Erblindung mit ganz erloschener Lichtempfindung ist das letzte und Schluss-Symptom dieser ganzen Reihe.

Dies nun sind die sich zunächst auf den Sehakt selbst beziehenden subjektiven Symptome der Amaurose. Sie können daher auch, weil das Wesen der Amaurose in einer Störung oder Abolition des Sehvermögens besteht, wesentliche Krankheitssymptome genannt werden. Mehr zufällig und weniger genau mit dem Wesen der Krankheit verknüpt sind einige andere subjektive Symptome, welche nicht gerade zu

Störungen des Sehaktes bezeichnen, und sich theils auf die Synästesie, theils auf die Funktion anderer Sinnesorgane, theils auf das Hirn und die psychischen Verrichtungen beziehen.

Krankhafte Veränderungen und Affektionen des Gemeingefühls sind bei Amaurotischen sehr gewöhnlich: besonders im Auge selbst und in den dasselbe zunächst umgebenden Gebilden. Der Kranke hat in diesen öfters das Gefühl von Kälte, von Anästesie, von Taubheit und Müdigkeit, von Eingeschlafensein. In anderen Fällen ist das Gefühl von Spannung, Völle, Eingenommenheit, Hitze, Turgescenz, Druck und Schwere vorhanden. Jenes ist ein torpides, dieses ein congestiv-irritatives Symptom.

Torpide Amaurosen sind öfters vollkommen schmerzlos, — bei gereiztem und congestivem Zustande sind nicht selten die heftigsten Schmerzen von stechender, reissender, klopfender Beschaffenheit im Augapfel selbst, in seinen nächsten Umgebungen, hinter dem Augapfel im Hintergrunde der Orbita, im Haupte und dessen einzelnen Regionen, in der Supraorbital-, Frontal-, Temporal-, Sincipital-, Occipital-, Malar- und Cervical-Gegend vorhanden. Es giebt wenige Fälle von Amaurose ohne Kopfschmerzen. Diese fehlen weit seltener als Augenschmerzen. Sie lassen gewöhnlich erst nach völliger Erblindung nach, ja sie dauern zuweilen auch nach dieser zur grossen Qual des unglücklichen Kranken noch fort. — Da der Schmerz kein vom Nervus opticus ausgehendes Symptom ist, so beweist seine Gegenwart besonders im höheren Grade, — die das optische Nervensystem überschreitende und in die Sphäre der die Communsensibilität der Augengegend vermittelnden Nerven, besonders des Trigeminus, hinüber reichende Beschaffenheit der Amaurose.

Die psychische Stimmung der Amaurotischen ist im ganzen jener der übrigen Blinden gleich. Sie fühlen sich sehr unglücklich und empfinden schmerzhaft den Verlust des edelsten Sinnes, — weit mehr als Taube. Sie verfallen in Schwermuth, nähren aber sehr lange Zeit die Hoffnung der Wiederherstellung des Sehvermögens, suchen überall Hülfe, unterwerfen sich gerne und bereitwillig allen, auch den schmerzhaftesten Curversuchen, und nehmen den ärztlichen Ausspruch ihrer Unheilbarkeit sehr übel auf. Sie äussern oft, sie wünschen nur ein weniges wieder zu sehen (z. B. ihre Finger), sie würden sich gerne damit begnügen, und nicht mehr verlangen. Bei noch unvollkommenen schwarzem Staare sind sie sehr aufgeregten, reizbaren und perturbirten Gemüths-Zustandes, wozu die ihnen lästige und schmerzhafte Einwirkung des Lichtes wesentlich beizutragen scheint. Erst nach gänzlich erloschener Lichtempfindung tritt Beruhigung ein. Aber durch Photophie getäuscht glauben sie noch immer von Zeit zu Zeit etwas zu sehen, und dieser falsche Lichtschimmer nährt ihre eitle und trügerische Hoffnung. Endlich wenn sie jede Hoffnung aufgegeben haben, werden sie wieder heiter, lebensfroh, und ertragen den ihnen anfangs so lästigen Zustand von Abhängigkeit von andern Menschen sehr gut. Sie sind zutraulich, wenig besorglich, lieben die Gesellschaft, und unterscheiden sich hierdurch auffallend und zu ihrem Vortheil von den misstrauischen Tauben. In Paris sieht man in den ersten Salons häufig einen oder einige Blinde mit grünen Lisieren, welche mit besonderer Aufmerksamkeit besonders von jungen Damen behandelt werden, und sich in diesen heitern und spirituellen Kreisen sehr vergnüglich befinden. Zuletzt richten sich Amaurotische in ihrem traurigen Zustande ganz behaglich ein, und nehmen ihre frühern Geschäfte wieder mit Eifer und Interesse vor. Aller dieser Vortheile ist derjenige Amaurotische beraubt, welcher durch falsche Hoffnungen und durch die vorgespiegelte Möglichkeit der Heilung hingehalten und durch vergebliche, gewöhnlich zuletzt seine Gesundheit ganz zerrüttende, Körper und Geist verderbende Curversuche gequält wird. Amaurotische sind übrigens sehr geneigt sich und andere über den Erfolg solcher Curversuche zu täuschen. Sie glauben leicht an Besserung, und überschätzen immer einen wirklich erlangten geringen Vortheil.

Bezüglich auf die psychische Stimmung der Amaurotischen — ist noch zu bemerken: dass für sie das Wort schwarzer Staar — etwas schreckhaftes und selbst ihren Zorn erweckendes hat. Sie ertragen noch die Erklärung ihrer Unheilbarkeit, wollen aber jenen furchtbaren Namen ihrer Krankheit vermieden wissen. Man hört die Aesserung: ich will gerne blind bleiben, wenn ich nur den schwarzen Staar nicht habe.

Bei Amaurosis absoluta fängt der Kranke zuletzt innerlich wieder zu sehen an. Nicht nur bewahrt er treu im Gedächtniss die Vorstellung der ehemals gesehenen Gegenstände, welche durch ihre mittelst anderer Sinne wahrgenommene oder ihm kund gegebene Nähe stets wieder lebhaft angeregt werden, — sondern es entsteht in ihm auch eine bestimmte Vorstellung, ein charakteristisches Bild von jedem neuen Gegenstande, besonders von Personen, an welchen er Interesse nimmt, — und merkwürdiger Weise stimmt diess Bild mit den sichtbaren Eigenschaften eines solchen Gegenstandes, einer solchen Person öfters auffallend überein.

Es giebt Amaurotische, welche Sinn für die Schönheiten der Natur behalten, gern reisen, hierzu schöne pitoresque, romantische Gegenden vorzugsweise vor anderen von Naturschönheiten entblössten Ländern wählen und sich daran sehr ergötzen.

Merkwürdig sind die Träume der Amaurotischen. Die meisten träumen noch viele Jahre nach ihrer Erblindung von sichtbaren Gegenständen, und kommen sich selbst in diesen Traumbildern als Sehende vor. Diese Traumbilder sind öfters wunderschön und mit den herrlichsten Farben geschmückt. Später aber in unbestimmbaren Zeiträumen hören diese Gesichtsträume auf. So verhält sich die Sache bei Retinal-Amaurosen und selbst bei solchen, deren Ursache in den Sehnerven vor ihrer Decussationsstelle liegt.*) Bei encephalischen Amaurosen fanden nach meiner Erfahrung in jenen Fällen, wo die Kranken noch Bewusstsein hatten und über ihre psychischen Zustände Mittheilungen machen konnten, keine Gesichtsträume statt.

Monolaterale Amaurose geht zwar in der bei weitem grössten Anzahl von Krankheitsfällen früher oder später in bilaterale über. Doch giebt es Arten dieser Krankheit, bei welchen ein solcher Uebergang gewöhnlich nicht stattfindet. Wenn dies der Fall ist, zeigt sich nach und nach, meistens erst später, Verstärkung der Sehkraft des zweiten Auges, selbst wenn dies früher das schwächere war. Auf gleiche Weise vermehrt sich nach der bilateralen Amaurose zuweilen die Feinheit und Schärfe des Gehörs, auch des Geruches; — besonders aber und am constantesten jene des Tastsinnes, welcher bei gehöriger Kultur und Einübung die Stelle des mangelnden Sehsinnes einigermassen zu vertreten vermag. Auf dieses Verhältniss ist das System der Blindenerziehung gegründet.

Endlich hat die vollkommene bilaterale Amaurose, wenn sie nicht encephalisch ist, öfters die Verstärkung

*) *Herrmann* in von *Ammon's* Monatschrift. Bd. 1.

der Intelligenz und höhere Entwicklung der Geisteskräfte zur Folge; so dass solche Blinde selten dumm und beschränkten Verstandes sind, vielmehr manche sich in Wissenschaften und Künsten auszeichnen. Besonders nimmt bei ihnen die Aufmerksamkeit, die Treue des Gedächtnisses, die Lebendigkeit der Phantasie, die Schärfe und Richtigkeit des Urtheils, so wie die Wärme des Gefühles und die Tiefe des Gemüthes in auffallender Weise zu.

Wenn ich nun die subjectiven Symptome des schwarzen Staares reassumiere, und deren diagnostische Wichtigkeit festzustellen trachte, ergiebt sich, dass jedes derselben bei richtiger Auffassung und Würdigung amaurotische Bedeutung habe. Eines oder das andere derselben kann zwar für sich allein bei nicht amaurotischen Zuständen vorkommen: z. B. Amblyopie, Hemeralopie, Myodesopie, Diplopie, Achromatopsie. Aber wenn mehrere sich vereint zeigen, so fehlt nicht leicht ihre amaurotische Bedeutsamkeit. So ist die Myodesopsie, wenn der Kranke bei ihr sonst gut und richtig sieht, unbedenklich. Ist sie aber einem höheren Grade von Amblyopie, mit Chrupsie, mit Photopsie verbunden, so ist sie sehr verdächtig und wohl amaurotisch. Es giebt auch amaurotische Symptome, welche selbst ganz vereinzelt immer diese Bedeutung haben, wie Metamorphopsie, Visus evanidus, interruptus, Hemiopie, Micropie, Megalopie, Visus elevatus, depressus, erroneus u. s. f. Zur Ergänzung und sichern Feststellung der Diagnose dienen nun die objektiven Symptome, welche, abgesehen von einigen äusserst wenigen exceptionellen Fällen bei den in ihrer Ausbildung etwas mehr vorgerückten Amaurosen nicht fehlen, und die eigentliche Controlle der subjektiven Zeichen bilden.

Obgleich bei allen Krankheitsformen die lediglich subjektiven Zeichen wegen der Unzuverlässigkeit der

Selbstwahrnehmungen der Kranken immer etwas zweifelhaft bleiben, und nie jenen Grad von Eviction wie die objektiven, auf eigener Wahrnehmung des Arztes beruhenden, gewähren; so sind doch die Angaben und Aussagen der Amaurotischen, abgesehen von ihren ängstlichen Uebertreibungen besonders bezüglich auf Scotome, — ziemlich glaubhaft. Nämlich die Amaurose, wo sie wirklich stattfindet, kann nicht verheimlicht, abgeleugnet (Morbus celatus), wohl aber kann sie vorgespiegelt, simulirt (Morbus simulatus) werden. Dies geschieht aber nur von betrügerischen Menschen bei besondern wenigen und bekannten Veranlassungen, und zu eigenthümlichen leicht zu durchschauenden Zwecken, z. B. von arbeitscheuen Bettlern, um Mitleid zu erwecken. Conscriptionspflichtige simuliren zuweilen monolaterale Amaurose, um sich der Militairpflichtigkeit zu entziehen, und seitdem die specifische Einwirkung der Belladonna auf Pupillen-Erweiterung auch unter dem Volke bekannt geworden ist, kam es vor, dass einzelne angeblich Amaurotische mit Mydriasis bei der Musterung erschienen. Indem die von jener Narkose abhängige Pupillen-Erweiterung nur höchstens drei Tage andauert, ist bei so lange fortgesetzter aufmerksamer Beobachtung die Entdeckung eines solchen Betruges nicht schwierig. Auch bei betrügerischen Bettlern ist hierzu die sonst wohl übliche Anwendung gewaltsamer und bedrohlicher Mittel weder erforderlich, noch von gesichertem Erfolge, indem verstockte Betrüger die gewaltsamsten und erschreckendsten Proben, eine Art Augentortur, nicht selten unerschüttert aushalten, ohne zum Geständniss gebracht zu werden.

Wenn unter den angegebenen Umständen alle objectiven Zeichen gänzlich fehlen, verdienen die lediglich subjectiven Angaben kein Vertrauen. Denn

nur

nur die monolaterale Amaurose kann ganz ohne objective Symptome bestehen, niemals die bilaterale. Gerade aber diese, und nicht die erste pflegt von Bettlern in betrügerischer Absicht simulirt zu werden.

Was die objectiven Symptome selbst betrifft, so sind sie die Folge der nothwendigen und unauflöslichen Correlation, in welcher die Funktion eines Organes mit dessen eigenthümlicher Gebildung, Ernährung und stetiger Selbstreproduktion steht, so dass sowohl jede Funktions-Abweichung sehr bald einen veränderten Bildungstypus, als umgekehrt dieser gleichfalls eine Funktionsstörung zur unausbleiblichen Folge hat. Sie sind übrigens eben so verschieden und mannigfach als die subjectiven Symptome, und zwar aus demselben ganz gleichen Grunde, nämlich wegen der grossen Ungleichartigkeit und Verschiedenheit der innern Natur der amaurotischen Zustände selbst, zu welchen nicht wenigere als alle Krankheiten der Netzhaut und des ganzen vital-optischen Apparates gehören Daher zeigt sich auch bei ihnen jenes gegenseitig contradictorische Verhältniss, welches ich bei je zwei subjectiven Symptomen nachgewiesen habe; z. B. der Mydriasis ist die Myosis, dem Hippus die Unbeweglichkeit der Iris, der scheinbaren blaulich-grünlichen Färbung des Augengrundes dessen opalisirende Beschaffenheit u. s. f. entgegengesetzt. Gemäss dieser innerlichen Verschiedenheit haben daher auch sie bald eine active, irritative, bald eine passive, torpide Bedeutung: und in den objectiven, sichtbaren Symptomen schaut der Arzt das innere Wesen der Krankheit an. Oculus oculum cognoscit. Denn beinahe alle objectiven Symptome der Amaurose werden durch den Gesichtssinn selbst, — nur sehr wenige durch den Hörsinn (das Schottengeräusch bei einem gewissen amaurotischen Zustande?) oder durch den Tastsinn (die weich oder hart anzufühlende Beschaffenheit des Bulbus) wahrgenommen. Den beiden noch übrigen Sinnen bleiben amaurotische sowie andere pathologische Zustände des Auges ganz verschlossen; und wenn es Aerzte giebt, welche sich in den Ruf gesetzt haben, dass sie gewisse Krankheiten riechen können, so hat sich doch eine solche Behauptung niemals bezüglich auf Augenkrankheiten geltend gemacht. Dass die Semiologie einen tiefen Grund innerer Wahrheit in sich trage, zeigt sich auch in der Congruenz der verschiedenen Explorations-Weisen mit der Natur und wesentlichen Bedeutung der zu erforschenden kranken Organe und mit der innern Natur ihrer Krankheiten selbst. Also werden durch mittelbare oder unmittelbare Auscultation (mittelst des arithmetischen Luftsinnes) die Krankheiten der (luftverkehrenden) Respirationsorgane und des (sich im Rythmus bewegenden) Herzens, überhaupt die Krankheiten der (organischen oder thierischen) Bewegung, — durch den geometrischen Tastsinn die Lage-, Volum's- und Massenveränderungen der dem Getaste zugängigem Organe, — die feste, halbweiche oder flüssige Beschaffenheit des Inhaltes von Geschwülsten; durch den Riechsinn die flüchtigen, volatilen, durch die Ausdünstung und atmosphärische Emanation ansteckenden Krankheiten (Pocken, Miliarien) wahrgenommen. Die semiotische Bedeutung des Sehsinnes ist zwar überhaupt die grösste und ausgedehnteste; aber nirgendswo ist dieselbe so mächtig, als gerade bei den Augenkrankheiten selbst, in welchen die Natur Prozesse, die in anderen Organen unmerklich, verborgen und in undurchdringliches Dunkel eingehüllt vor sich gehen, wie Eiterbildung, Blutresorption, das Aufkeimen von Tuberkelstoff und Markmasse u. s. f., uns offen und klar vor Augen legt, und ihr Geheimniss entschleiert, so dass wir in ihre innerste Werkstätte hineinzusehen vermögen. Eine der herrlichsten Erweiterungen der explorativen Semiotik ist die Einleitung des Lichtes in innere Kanäle und Höhlen des Leibes durch Specula, wodurch die in diesen herrschende Dunkelheit, welche bisher auch auf den Krankheiten der Höhlenorgane lag, zerstreut, und für die semiotische Bedeutsamkeit des Sehsinnes ganz neue Provinzen erobert wurden, in welchen bisher nur die Exploration durch den Tastsinn und das in der Sonde verlängerte Tastorgan des Chirurgen zu dunkeln und unbestimmten Vorstellungen über verborgene krankhafte Zustände führte. Aber ohne das Verdienst dieser innern Lichtverbreitung im geringsten mindern zu wollen, bleibt es doch wahr, dass das Auge nur das kranke Auge am besten verstehe, und in der Eigenthümlichkeit seiner pathologischen Affection erkenne.

Die vollkommene und inveterirte bilaterale Amaurose spricht sich schon in dem ganzen äussern Habitus des Kranken, in der Art wie er sich darstellt, wie er den Kopf trägt, einherschreitet, deutlich kennbar aus.

Er hält sich sehr gerade (hat etwas wie tetanisch-ausgestrecktes) trägt den Kopf aufwärts, beinahe ein wenig zurückgezogen, — die Augen sind weit geöffnet, starr: — er schreitet keck, unverzagt, wie der Stolze, sich selbst genügend, ganz sicher, festen und raschen Trittes in gerader Linie einher durch Licht und Finsterniss, über Stock und Stein, ohne sich um irgend einen im Wege befindlichen Gegenstand zu bekümmern, die Nähe desselben zu ahnen, oder ihm auszuweichen. Er scheint das Bewustsein so wie des Lichtes, so auch des Daseins der sichtbaren Gegenstände verloren zu haben. Daher stösst er überall an diese an, und er kann des Führers keinen Augenblick entbehren. Wie sehr contrastirt seine Erscheinung und Selbstdarstellung gegen jene des Cataractösen, welcher scheu, unsicher, verlegen und ängstlich, wie demüthig mit gesenktem und etwas seitlich geneigtem Kopfe, mit wenig geöffneten, beinahe zugekneiſten Augen, suchend und spähend, mit vorgehaltenen Händen und Armen, welche wie Gefühlstangen ausgestreckt sind, in kleinen sorglich abgemessenen Schritten, tappend daher kömmt, durch jede Lichtabstufung in Verlegenheit gebracht wird und jedem Gegenstande, nachdem er ihn mit den Händen explorirt hat, sorgfältig ausweicht. Der erfahrene Arzt unterscheidet beide im ersten Anblick schon in einer gewissen Entfernung und diagnosticirt Amaurose und Cataract sogleich bei dem Eintritte des Blinden in seine Wohnstube.

Diese Bilder des Amaurotischen und Cataractösen zeigen sich freilich nur bei reinen und vollkommen ausgeprägten Formen einer gewissen Art, und nach einem längeren zeitlichen Bestande der Krankheit; weil diese allerdings um solche Herrschaft über den Geist und Körper zu gewinnen, der Zeit bedarf, und sich nicht sogleich bei dem ersten Anlaufe alle Mienen und Gesten des Kranken unterwerfen kann.

Bei grösserer Annäherung des Blinden ergaben sich folgende weitere objective Symptome:

Das amaurotische Auge hat etwas widernatürliches, fremdartiges, zuweilen sogar schreckhaftes. Es ist kein Auge mehr, es hat aufgehört ein Sinnesorgan zu sein. Worin diess widernatürliche und fremdartige bestehe, lässt sich besser selbst sehen, als mit Worten beschreiben. Bei monolateraler Beschaffenheit findet eine auffallende Verschiedenheit zwischen dem amaurotischen und dem sehkräftigen Auge im Totalausdruck statt. Bei bilateralen Amaurosen contrastirt der Habitus oculorum mit dem allgemeinen physiognomischen Ausdruck. Solche Augen passen nicht in ein solches Angesicht. Selbst jener allgemeine physiognomische

Ausdruck erleidet eine totale Veränderung, und geht grösstentheils verloren, weil derselbe wesentlich von der Beschaffenheit der Augen abhängt. Das Angesicht wird jenem einer Statue aus Stein ohne ausgeführte, mit bloss angedeuteten Augen ähnlich. Denn das amaurotische Auge wird ausdrucklos: — es ist ohne Blick, ohne Seele: — aus ihm leuchtet kein Affect, keine Leidenschaft, keine geistige Erhebung hervor. Der Kranke richtet seine Augen nicht auf den ihm vorgehaltenen Gegenstand. Wird der unvollkommen Amaurotische hiezu ermahnt und angetrieben, so sucht er denselben ohne ihn zu finden; — und scheint, obgleich seine Aufmerksamkeit auf ein bestimmtes Object gerichtet ist, anderswo hin zu sehen. Bei monolateraler Amaurose ist der Blick des gesunden Auges auf das Object gerichtet, aber das erblindete Auge folgt nicht dieser Bewegung, und seine Sehaxe divergirt von jener des ersten.

Das amaurotische Auge ist matt, glanzlos, wie bei einem Schlaftrunkenen, oder wie bei einem wirklich Schlafenden, welchen man durch die Erhebung des obern Augenlides die Palpebral-Spalte öffnet. Das Auge des Schlafenden sieht wirklich ganz amaurotisch aus, und ist auch vor dem Eintritte des Erwachens amaurotisch. Man bemerkt diess durch den Contrast am besten eben in dem Momente des Erwachens, wo das Leben, der Blick und psychische Ausdruck in das Auge zurückkehren. Bei einem noch höhern Grade der Krankheit gleicht das amaurotische Auge dem im Tode gebrochenen, selbst dem cadaverösen vor dem Eintritte der Verwesung.

Die bisher dargestellten krankhaften Veränderungen im Habitus und Totalausdruck des Auges sind wenigstens zum Theil, Folgen und Wirkungen pathologischer Veränderungen in den integrirenden Gebilden,

Membranen und Medien desselben, welche sich sehr vielfach und bedeutsam ergeben. Die Bindehaut ist öfters missfarbige, schmutzig gelb: — trocken, halb verschrumpft. Die Hornhaut obgleich durchsichtig und nicht getrübt, ist ohne Glanz oder matt glänzend, gleich einem abgestandenen oder matt geschliffenen (aber nicht wie bei Keratitis einem angehauchten, oder mit Staub und feinen Sand bestreuten) Uhrglase, — in andern Fällen ist sie widernatürlich glänzend, leuchtend. Ihre Consistenz und ihre Adhäsions-Verhältnisse sind krankhaft verändert: sie fühlt sich (bei der Belastung mittelst des obern Augenlides) entweder härter, praller und mehr gespannt, oder in andern Fällen weicher und weniger resistirend, sogar leicht eindrückbar, an. Die Sclerotica ist öfters verdünnt, atrophisch, und lässt die braune Aderhaut bläulich durch sich hindurch scheinen. In ihr, in der sie bedeckenden Bindehaut, und in der zellgewebigen Schicht zwischen beiden erblickt man bei manchen Amaurosen einzelne oder viele varicös erweiterte, infarcirte, knotig aufgetriebene Blutgefässe.

Besonders wichtige objective amaurotische Symptome sind diejenigen, welche sich auf die Iris, ihre Färbung und Hängelage, beziehen. So wie schon die Disposition zur Amaurose und zu irgend einer besonderen Art derselben wesentlich von der Farbe der Iris eigentlich vom Grade der Entwicklung des Gefässsystems im Augapfel, besonders des venösen und von der hierdurch bedingten qualitativen Beschaffenheit des Pigmentes der Traubenhaut abhängt: so wird auch bei der wirklichen Entstehung dieser Krankheit meistens die Farbe der Regenbogenhaut verändert. Besonders ist diess der Fall bei den congestiven und bei den atrophischen Amaurosen. Bei jenen wird ihre Farbe immer dunkler, und mehr gesättiget: — bei diesen wird sie heller und abgebleicht. Damit stimmt auch ihre Völle und Gedrungenheit überein. Bei jenen ist die Iris von Ueberfüllung ihrer Gefässe, besonders der venösen, strotzend, turgescirend, nach vorne gedrängt: — diess ist die active Turgescenz der Regenbogenhaut. Die vordere Augenkammer ist hiebei wegen der Annäherung der Iris an die Hornhaut in ihrem Diameter anteroposterior verkürzt. Sie ist auffallend verkleinert, und ihre Geräumigkeit vermindert. Die Iris hat ihre senkrechte Hängelage verlassen, und sie ragt convex nach vorne hervor, so dass sie einen der Hornhaut beinahe concentrischen Kugelabschnitt darstellt. Die Turgescenz und Gefässüberfüllung findet zwar in beiden Zonen der Iris, aber nicht in jeder gleichmässig statt. Sie zeigt sich im höheren Grade in der innern kleinern Zone, und dadurch wird der im natürlichen Zustande schon vorhandene, besonders in blauen Augen deutlich ausgesprochene Unterschied in der Färbung beider Iriskreise noch auffallender. Den ganzen Complex der oben genannten Iris-Symptome nenne ich den Infarkt der Regenbogenhaut. Der Congestiv-Zustand der Iris unterscheidet sich von dem entzündlichen Irisinfarkt bei Iritis dadurch, dass bei jenem alle exsudativen Symptome selbst schon der Schleier, welcher wie ein feiner Dunst über die vordere Iriswand gelegt ist, noch mehr jene der Pupillar-Exsudation ganz fehlen, da sie hingegen bei und nach der nur etwas vorgeschrittenen Iritis immer in sehr bedeutendem Grade sich zeigen.

Bei atrophischen Amaurosen hängt die Iris welk und schlaff senkrecht herab: ja sie weicht zuletzt, besonders bei gleichzeitig vorhandener Atrophie der Organtheile in der hintern Augenkammer etwas nach hinten zurück, so dass sie bei grösserer Retrocedenz des kleinen Iriskreises an ihrer vordern Wandung wie ausgehöhlt erscheint. Sie ist nicht blos wegen relativen Pigmentmangels, sondern in ihrem Gewebe selbst, auffallend verdünnt und der Farbenunterschied ihrer beiden Zonen ist geringer, scheint auch wohl ganz zu fehlen.

Bei der Amaurose sind die durchsichtigen Medien des Augapfels klar und nicht suffundirt. Nur in den spätern Stadien und als Effekt der Krankheit entsteht bei manchen Amaurosen eine Opacität im Linsensysteme, welche immer in der Kapsel und zwar in der hintern Kapselwand, nie in der Linse selbst ihren Anfang nimmt.

Ein solcher, immer mit totaler Erblindung und erloschener Lichtempfindung verbundener grauer Staar wird die amaurotische Cataract, auch wegen ihrer eigenthümlichen scheinbaren Färbung Cataracta viridis genannt.

Eben so ist bei der reinen Amaurose auch der Glaskörper hell und durchsichtig: die später zuweilen eintretende partielle Suffusion desselben verhält sich ganz so, wie jene im Linsensysteme. Bei noch bestehender Durchsichtigkeit beider strahlenbrechender Medien zeigen sich daher im amaurotischen Auge bei dem *Sanson*'schen explorativen Experimente drei Bilder des Flammenkegels der vorgehaltenen brennenden Kerze, das vordere und hintere aufrechtstehende, und das mittlere gestürzte.

Aber bei vollkommener Helligkeit und ungetrübter Beschaffenheit der durchsichtigen Medien zeigt sich eine scheinbare Trübheit welche der Arzt im tiefen Hintergrunde der hintern Augenkammer bemerkt. Bei den meisten Amaurosen findet man eine solche Trübheit und nur selten erscheint der tiefe Augengrund klar, wie im gesunden Zustande. Diese Trübheit gewahrt man mit freiem und unbewaffnetem Auge: und es ist weder nöthig noch nützlich, sich der Loupe zu bedienen, unter welcher die Reinheit der Auffassung verloren geht. Die scheinbare Trübheit ist immer gleichmässig über den ganzen hintern Augengrund verbreitet, gewöhnlich concav, zuweilen auch in ebener Fläche ausgespannt. Niemals wird sie zunächst hinter der Pupille, immer in weniger und bedeutender Entfernung von derselben wahrgenommen. Sie ist bei den meisten Amaurosen von rauchiger schwarzgrauer Farbe und von dieser, da sie die gewöhnlichste ist, mag die deutsche Benennung: schwarzer Staar entstanden sein. Sie ist nicht selten meergrün, und bei dieser Coloration scheint sie mehr nach vorne zu liegen: — am seltensten ist sie bleichgrau, weissgelblich, ins röthliche schillernd, opalisirend, daher im halbdunkel leuchtend. Uebrigens sind diese Farben-Nüancen schwer mit Worten zu beschreiben und deutlich zu machen. Noch schwerer gelingt diess in colorirten Zeichnungen und Kupferstichen: — am ehesten wohl in emailirten künstlichen Augen.

Die rauchige Trübheit wird allgemein als eine optische Täuschung anerkannt; niemand hat daran gedacht, ihr eine materielle Ursache zuzuschreiben, und sie von einem wirklich vorhandenen dunkeln und schwarzgefärbten Körper herzuleiten. Anders aber verfährt man mit den zwei andern Trübheiten, der meergrünen und der opalisirenden, für welche man durchaus materielle Grundlagen haben will, und welche man aus optischer Illusion nicht erklären zu können vermeint. Es ist zuerst die Inconsequenz dieses Verfahrens zu rügen, da die rauchige Schwärze von der natürlichen Klarheit des Augengrundes doch eben so sehr abweicht, als die beiden andern Missfarbigkeiten.

Was nun zuerst die meergrüne, blaugrüne der Farbe der Burgunderflaschen ähnliche Trübheit betrifft, so pflegt man das mit ihr behaftete amaurotische

Auge das glaucomatöse, und die Krankheit selbst das Glaucom zu benennen, indem man zu dieser Namensbezeichnung einen Terminus verwendet, welcher schon bei den alten griechischen Schriftstellern vorkömmt, aber bei ihnen gewiss eine ganz andere Bedeutung hatte.

Unter Glaucoma scheinen diese bald die Cataracta viridis, bald eine grünlich-blaue Verdunklung der Hornhaut, bald jeden im Auge sichtbaren dunklen Körper von blaugrüner Farbe zu verstehen. Ein arabistischer Schriftsteller, *Jesu Hali*, führt sieben Arten des Glaucoms an, unter welchen mehrere gar keine Krankheiten sind. Jedes graue, blaue oder grünliche Auge nennt er Oculus glaucus, und leitet die siebente Art von der zu geringen Schwärze der Traubenhaut, somit von dem relativen Pigmentmangel, ab.

Später kam der Namen Glaucom fast ganz ausser Gebrauch. Zuweilen bezeichnete man damit, ohne eine wesentliche Verschiedenheit dieser und anderer Amaurosen dadurch andeuten zu wollen, eine besondere Art von Amaurose, bei welcher eben jene meergrüne Verdunklung weit hinter der Pupille sich zeigt, die sich von der cataractösen durch ihre abweichende Farbe, durch ihren tieferen Sitz, durch ihren grösseren Umfang und den Mangel an der schwarzen ringförmigen Einfassung, durch die ganz erloschene Lichtempfindung bei verhältnissmässig doch geringerer sichtbarer Trübheit, und in dem früheren Krankheits-Stadio durch das Missverhältniss zwischen der Abnahme der Sehkraft und dem Grade der Opacität, durch die Erweiterung der Pupille und die Veränderung ihrer kreisigen Form in die horizontal-ovale, durch die Unbeweglichkeit der Iris, die Atrophie der Sclerotica und die Varicosität der Venen in der Choroidea, Sclerotica und Conjunktiva unterscheidet. So wie diess insgesammt theils subjective theils objective amaurotische Symptome sind, so war man gewiss auch berechtigt, das Glaucom für eine blosse, aber eigenthümlich-characteristische Form der Amaurose zu erklären: — eine Ansicht, welche, ohne so deutlich und bestimmt ausgesprochen zu sein, die früher allgemein gültige war. *Brisseau* hat zuerst die Lehre aufgestellt, dass das Glaucom kein amaurotischer Zustand sei, sondern bei ihm die Erblindung von der Verdunklung des Glaskörpers abhänge. Er wurde hiezu durch die Entdekkung des wahren Sitzes der Cataract im Linsensysteme, der Analogie und Vollständigkeit wegen veranlasst. So pflegt in der Pathologie jede wahre neue Entdeckung durch falsche Analogie und zu weit ausgedehnte Anwendung sogleich einen oder mehrere Irrthümer herbeizuführen.

Brisseau's Meinung wurde vou *Woolhouse* bestritten, von *Heister* vertheidiget und weiter ausgeführt. Beide neue Lehren vom Sitze der Cataract in der Krystalllinse und des Glaucomes im Glaskörper erlangten sonderbarer Weise eine solitarische Gültigkeit: sie waren durch ihre gleichzeitige Entstehung, und durch das analoge Verhältniss zwischen Linse und Glaskörper so zu sagen in Eine vorwachsen, und da die erste sich immer mehr bestätigte und als richtig erwies, so nahm man die zweite gleichsam in den Kauf mit darein. Die Wahrheit und Unumstösslichkeit von jener strahlte auf diese zurück, welche wie ein Corollarium, ein Folgesatz derselben angesehen wurde. So gelangte die *Brisseau-Heister*'sche Lehre vom Glaucom zu allgemeiner Verbreitung and Annahme. Sie erhielt sich in derselben, ohne dass man für nöthig gefunden hätte, sie durch weitere direkte Beweise zu unterstützen, bis zur neuesten Zeit.

Behauptungen über den Sitz einer Krankheit in

einem bestimmten Organe pflegen sonst an dem Probirstein der pathologischen Anatomie geprüft zu werden. Allein weder *Heister* noch seine Nachfolger haben diess gethan, woran ohne Zweifel der Mangel oder vielmehr die frühere Versäumniss der Gelegenheit zur anatomischen Untersuchung kranker Augen die Schuld trägt. Ich habe zuerst vor zwanzig Jahren Resultate von Zergliederungen glaucomatöser Augen bekannt gemacht, und Zweifel gegen die *Heister*'sche Lehre erhoben. Seit dem haben mehrere treffliche Kunstgenossen glaucomatöse Augen in Leichen fleissig untersucht und ihre Beobachtungen öffentlich mitgetheilt. Gegenwärtig ist es vollständig erwiesen, dass bei dem Glaucom weder die Blindheit noch die scheinbare meergrüne Trübheit von der Verdunklung und Missfarbigkeit des Glaskörpers herrührt: und dass bei ihm eine solche Opacität und grünliche Färbung desselben in der Regel gar nicht statt findet.

Die glaucomatöse Erblindung ist von rein amaurotischer Art, und hat den gleichen Grund wie die rauchige bei andern Amaurosen. Sie rührt keineswegs von Suffusion Eines der durchsichtigen Medien her. Alleinige Opacität des Glaskörpers, selbst wenn dabei Hypertrophie, Volums-Vermehrung und hiedurch Compression der Retina stattfinden sollten, — würde bei noch fortbestehender Lichtafficirbarkeit der Netzhaut etc. die totale Erblindung, wie sie bei Glaucomatösen statt findet, gar nicht hervorzubringen im Stande sein: — sie könnte nur jene Beschränkung der Sehkraft, welche bei Cataract bemerkt wird, vielleicht in einem etwas höheren Grade, niemals aber das gänzliche Erlöschen der Lichtempfindung veranlassen. So verhält es sich bei dem vollkommen ausgebildeten Glaucom: — bei dem unvollkommenen, noch in der Entstehung begriffenen, steht der schon sehr hohe Grad der Beschränkung der Sehkraft ausser allem Verhältniss zur noch sehr geringen sichtbaren Opacität; was gerade ein entscheidendes diagnostisches Zeichen des Glaukomes in diesem Krankheits-Stadio ist. Selbst wenn sich in einem glaucomatösen Auge eine Suffusion des Glaskörpers jemals fände, so könnte diese nicht als die Ursache der während des Lebens stattgefundenen Blindheit, sie müsste nur als eine begleitende Erscheinung derselben, und eher noch vielleicht als ihre Wirkung betrachtet werden.

Die cadaverischen Erscheinungen in glaucomatösen Augen sind aber von jenen bei und nach andern Amaurosen nicht wesentlich verschieden. Sie stimmen mit diesen darin überein, dass die krankhaften Veränderungen sich niemals auf einen Organtheil des Bulbus, hier den Glaskörper, allein beschränken, sondern immer auf mehrere Gewebe und Gebilde ausgedehnt sind. Es zeigen sich in glaucomatösen Augen die gewöhnlichen amaurotischen Leichenbefunde, wie ich sie unten näher beschreiben werde, hauptsächlich in der Choroidea, im Ciliarkörper, in der Netzhaut, in dieser besonders schwarze Flecken, der gelbe Fleck verschwunden, ihre Blutgefässe überfüllt, sie selbst bei monolateralem Glaucom von der Retina des gesunden Auges auffallend verschieden, u. s. f. Auch der Glaskörper ist von krankhaften Veränderungen zwar nicht immer, aber doch öfters behaftet. *Beer* und ich fanden ihn einige Male ganz unverändert und von vollkommen normaler Beschaffenheit. Er ist aber zuweilen graulich suffundirt, gelblich, gelbröthlich, bräunlich, schwarzgrau, grünlich gelb, nie eigentlich grün, oder blaugrün gefärbt, in seiner Consistenz verändert, aber nie aufgelöst (Synchisis) gefunden worden. Diese krankhaften Veränderungen des Glaskörpers finden sich auch nach andern nicht glaucomatösen Amaurosen, sie sind bei dem Glaucom weder mehr constant, noch stärker entwickelt als bei jenen; — sie behaupten keineswegs das Uebergewicht über die andern cadaverischen Symptome, kommen nie für sich allein vor, und schliessen diese nicht aus. Am allerwenigsten sind sie von der Art, dass sie im lebenden Auge als solche und in ihrer Eigenthümlichkeit mit Bestimmtheit wahrgenommen werden; und die scheinbare meergrüne Trübheit hinter der Pupille im glaucomatösen Auge verursachen könnten.

Es ist eben so wenig nöthig, eine materielle Ursache für diese glaucomatöse Trübheit anzunehmen, als für die gewöhnliche amaurotische rauchigschwarze. Beide zeigen sich nur im Auge des Lebenden: schon im brechenden Auge des Sterbenden verschwindet die glaucomatöse Trübheit, und in der Leiche ist keine Spur mehr von ihr vorhanden, zum deutlichen Beweis, dass sie von keiner materiellen Ursache abhängt, vielmehr ein vitales Phänomen ist. — Veränderungen in der Farbe, im Leuchten und in anderweitiger Beschaffenheit des dunklen Augengrundes treten nicht selten auch bei Gesunden so plötzlich bei heftigen Gemüthsaffecten, bei geistigen Erhebungen &c. ein, und sie sind von so kurzer Dauer, dass man sie nicht wohl von dort haftenden materiellen Ursachen herleiten kann. Bei einem starken an Wuth grenzenden Zornausbruche sieht jener Hintergrund zuweilen ganz wie glaucomatös aus: und nachdem sich der Affect gelegt hat und Besänftigung eingetreten ist, verschwindet die meergrüne Farbe desselben wieder ebenso schnell, als sie entstanden ist. — Eigenthümlich und an den süd-westlichen Himmel erinnernd ist die tiefe Gluth, welche aus dem Hintergrunde des Augapfels der Spanier, besonders der Spanierinnen hervorleuchtet, und ihren Augen einen so ganz herrlichen Ausdruck giebt.

Das von *Sanson* zur Unterscheidung der anfangenden Cataract und Amaurose bestimmte Experiment mit den drei abgespiegelten Bildern des Flammenkegels könnte mit einigen Modificationen, — zur Exploration der Opacitäten aller durchsichtiger Medien in der hintern Augenkammer und zur Diagnose derselben von den Krankheiten der Netzhaut dienen, und die Resultate würden bezüglich auf Glaucom ganz entscheidend, ohne Zweifel aber für das bisher gesagte bestättigend sein.

Aus dem unnöthigen und auf keinem richtigen Grunde beruhenden Bestreben zur Erklärung der glaucomatösen Trübheit materielle Ursachen aufzufinden, ging auch jene Theorie des Glaucomes hervor, welche zuerst *Mackenzie* aufgestellt, *Chelius* weiter ausgeführt, und mit neuen Gründen zu unterstützen gesucht hat. Gemäss derselben soll die nach Choroiditis chronica in ihrer Farbe veränderte Aderhaut bei eingetretenem relativen Pigmentmangel durch die durchsichtige Netzhaut, durch den Glaskörper und die Krystalllinse hindurchscheinen, sichtbar werden, und so die graugrünliche Trübung im Augengrunde hervorbringen. Demgemäss wäre der in der hintern Augenkammer sichtbar gewordene dunkle, grünliche Körper die Choroidea selbst, welche im gesunden Zustande unsichtbar, jetzt aber darum sichtbar ist, weil nach *Mackenzie* gänzlicher Pigmentmangel, nach *Chelius* aber verminderte oder veränderte Pigment-Absetzung statt gefunden hat. —

Die Vorstellung, dass man die Choroidea, welche unter allen Augenhäuten die verborgenste, der Wahrnehmung durch den Gesichtsinn unzugänglichste ist, — sehen könne, hat etwas abentheuerliches, ja schreckhaftes.

Die Ursache, warum man im gesunden Zustande die Choroidea bei dem Menschen und bei jenen Thieren, welche kein Tapetum haben, nicht sehen kann, liegt aber nicht bloss im Pigmente, sondern auch in der Netzhaut, welche nicht, wie *Chelius* sagt, durchsichtig, sondern nur durchscheinend ist. Wäre sie das erste, so könnte an und auf ihr das Bildchen des sichtbaren Gegenstandes niemals entstehen; dasselbe würde erst hinter ihr auf der Choroidea sich bilden, und nicht percipirt werden. *J. Camphell*, welcher die Retina gleichfalls für fast ganz durchsichtig erklärt, behauptet auch wirklich, dass auf ihr kein abgespiegeltes Bildchen entstehe, sondern nur der Umfang, in welchem dieselbe durch die von einem sichtbaren Gegenstand reflectirten Lichtstrahlen afficirt wird, der Gestalt dieses Objectes entspreche. Dass dem aber nicht so sei, geht aus dem bekannten Experimente an einem aus der Orbita herausgenommenen Thierauge oder Menschenauge hervor, in welchem man das Bild eines vorgehaltenen Gegenstandes, nachdem man ein Stückchen aus der Sclerotica, Choroidea und Retina herausgeschnitten hat, durch diese Oeffnung hindurch ganz deutlich und bestimmt sehen kann. Die diaphane Beschaffenheit der Retina wird bei Entzündung der ihr so nahe oder vielmehr anliegenden Aderhaut, von welcher Entzündung immer ein Reflex auf sie selbst fällt, gewiss nicht nur vermehrt, sondern eher vermindert, weil sie durch entzündliche Exsudation verdickt wird, und hiebei statt durchsichtig zu werden, vielmehr auch noch ihre durchscheinende Beschaffenheit ganz oder grossen Theils verliert. Wirklich findet man in glaucomatösen Augen die Netzhaut weit öfterer verdickt als verdünnt: — das letzte wird sie bei Choroiditis nie zuerst und ursprünglich: sondern nur später und consecutiv durch jetzt erst eingetretene krankhafte interstitielle Resorption.

Angenommen, dass bei Glaucom Choroiditis chronica

nica statt finde, und dass bei dieser die Aderhaut ihre Farbe verändere, so fragt sich, worin diese Farbenänderung bestehe und welche Farbe die entzündete Choroidea annehme?. *Chelius* beantwortet diese Frage nicht. Gemäss der Analogie mit andern entzündeten Membranen, besonders mit der ihr an meisten gewebsverwandten Iris müsste sie geröthet, und da ihre Grundfarbe die braune ist, braunroth werden. Es ist aber kaum denkbar, dass eine braunroth gewordene Aderhaut durch die Netzhaut, den Glaskörper, die Linse, die wässerige Feuchtigkeit und Hornhaut blaugrün (nicht, wie *Chelius* sagt, graugrün) hindurch scheinen werde. Der Unterschied zwischen ihrer wahren und scheinbaren Farbe wäre hier doch zu gross, und eine so eclatante Veränderung der braunrothen in die blaugrüne Farbe kann nicht die Folge der Strahlenbrechung in den durchsichtigen Medien des Augapfels sein.

Sichel, welcher sich am meisten mit der Choroiditis beschäftiget, und am häufigsten von ihr spricht, sagt, dass die entzündete Aderhaut blau werde und indem sie durch die gelblich gewordene Linse hindurchscheint, die grüne Farbe zeige. Eine blaue Choroidea möchte aber eher eine suggilirte als eine entzündete sein. Was den Effekt der gelblich entfärbten Krystalllinse betrifft, — so finde ich in eigener und fremder Erfahrung nirgendswo thatsächliche Beweise für diese angenommene gelbliche Entfärbung der Linse bei dem Glaucom.

Es ist keinem Zweifel unterworfen, dass, wenn auch nicht das alleinige, doch das Haupthinderniss der sichtbaren Erscheinung der Aderhaut das schwarze Pigment bilde, welches sie an ihrer innern Oberfläche einhüllt und verdeckt. Man könnte daher voraussetzen, dass bei dem Pigmentmangel die Choroidea bei der doch immer durchscheinenden Beschaffenheit der Retina allerdings in etwas sichtbar werden möchte. Allein bei dem wirklichen (z. B leucaethiopischen) Pigmentmangel glaucomatisirt der tiefe Augengrund nicht: und zweitens bei dem Glaucom findet kein wirklicher Pigmentmangel statt. *Mackenzie* welcher eben hierauf seine Theorie gründete, behauptet zwar in glaucomatösen Augen ihn gefunden zu haben.

Aber schon *Eble* bemerkte ihn nur an einzelnen wenig umfangreichen Stellen. *Sichel* spricht von ihm, aber nur im allgemeinen, ziemlich unbestimmt, und ohne sich auf eigene Untersuchungen zu beziehen. Ausserdem fanden ihn, auch den partiellen, niemand weder *Beer* und ich, noch *Benedict*, *Rosas*, *Weller* und *Canstadt*.

Auch *Mackenzie* und *Rosas* bemerkten in ihren Leichenbefunden nebst dem Pigmentmangel noch andere cadaverische, nemlich die gewöhnlichen amaurotischen Erscheinungen: er scheint sich in die Masse derselben zu verlieren, und von keiner grössern Bedeutung als sie selbst zu sein. Am wenigsten kann angenommen werden, dass er das Wesen der glaucomatösen Amaurose ausmache. *Chelius* spricht nur von verminderter und veränderter Pigment-Absetzung; worin aber diese Veränderung bestehe, und wie das Pigment nach Choroiditis chronica beschaffen sei, sagt er nicht. Auch bezieht er sich nicht auf eigene pathologisch-anatomische Untersuchungen. Mir scheint, dass bei Choroiditis chronica, einer eminent-venösen Entzündung das schwarze Pigment eher in grösserer Quantität und von dunklerer Farbe abgesondert werden, und dieser natürliche melanotische Prozess noch gesteigert werden müsse.

Sonderbarer Weise soll Pigmentmangel einerseits die Ursache des Glaucomes, und andererseits wieder jene der opalisirenden Amaurose sein. Beide Zustände aber sind sich gewissermassen entgegengesetzt, wie ich mir vorbehalte, weiter unten darzuthun, und obgleich er auch bei dieser eigentlich nicht statt findet, so ist doch noch weniger ein genügender Grund vorhanden, ihn bei der glaucomatösen Amaurose vorauszusetzen. *Chelius* nimmt zwar nur bei der opalisirenden Amaurose einen absoluten Pigmentmangel, bei der glaucomatösen aber nur eine verminderte und veränderte Pigment-Absetzung an. Allein auch bei gradualer Verschiedenheit kann Einer und derselbe Erklärungsgrund nicht zweien so sehr disparaten, ja entgegengesetzten Erscheinungen untergestellt werden. Wahrer Pigmentmangel ist nur bei der Leucäthiopie wirklich constatirt. *J. L. Petit* (Mem. de l'acad. des Sciences de Paris 1727) wird gewöhnlich als Gewährsmann dafür angeführt, dass im Greisenauge nebst andern atrophischen Erscheinungen auch eine Art von Pigmentmangel wenigstens eine minder dunkle Färbung desselben statt finde. *J. L. Petit* spricht aber an der allegirten Stelle eigentlich nicht von einer Entfärbung des Pigmentes sondern der Choroidea selbst. Allein gesetzt diess verhielt sich auf die angegebene Weise, so bemerke ich, dass man bei Leucäthiopen und bei Greisen, somit bei wirklichem Pigmentmangel, weder die Choroidea sehen kann, noch glaucomatöse Trübung wahrnimmt. Mann kann daher behaupten, dass man im lebenden Auge die Choroidea niemals und unter keinerlei Umständen sehen, — dass folglich ihr Durchscheinen durch die pelluciden Medien des Augapfels auch nicht die Ursache der scheinbaren meergrünen Trübheit in glaucomatösen Augen sein könne: und dass in diesen weder absoluter noch relativer Pigmentmangel stattfinde. Bei wahrem Pigmentmangel sind immer Photophobie, Nyctalopie und Myosis vorhanden. Diese Erscheinungen bemerkt man bei den Glaucom nicht, vielmehr ihr contradictorisches Gegentheil.

Wenn bei dem Glaucom die scheinbare meergrüne Trübheit von der entfärbten und sichtbar gewordenen Choroidea herrührte, so müsste dieselbe sich in concaver Gestalt und sehr weit hinter der Pupille zeigen. Beides ist aber nicht der Fall. Der scheinbare dunkle Körper ist an seiner vordern Oberfläche entweder abgeflacht, wie platt gedrückt, oder er ist scheinbar convex und erhaben, niemals wie concav ausgehöhlt: — und er liegt unter allen amaurotischen Trübheiten des tiefen Augengrundes am weitesten nach vorne. Der tiefe Sitz einer solchen Trübheit ist überhaupt mehr scheinbar, und von der Strahlenbrechung durch die vorliegende Krystalllinse abhängig. Die an Leichen von *Paniza* angestellten Versuche beweisen, dass bei der Gegenwart der Linse in der tellerförmigen Grube das Bild eines dunklen Gegenstandes, welcher unmittelbar hinter dieselbe gelegt wird, im tiefen Hintergrunde des Auges, — nach ihrer Entfernung aber an seinem wirklichen Standorte sich zeigt.

Die herrschende Lehre vom Pigmentmangel stützt sich wohl auf die noch nicht ganz aufgegebene Vorstellung vom Pigment als einer extravasirten schmierigen Substanz etc.: da dasselbe doch umgekehrt die feinste netzförmige Gefässentwicklung ist, in welcher der Blutlauf äusserst langsam vor sich geht, und daher der Kohlenstoff im Blute mehr als in irgend einem andern Abschnitt des Gefässsystems übermächtig hervortritt. *Sichel* meint sogar, dass das Pigment vom Venen-Blut in der Choroidea wie die Galle vom Pfortaderblut in der Leber abgesondert werde. Bei einer solchen Vorstellungsweise wird es begreiflich, wie dieser Schriftsteller glauben kann, die Cataracta pigmentosa (bei welcher ich die Gefässentwicklung in der vordern Kapselwand durch Priphakitis nachgewiesen habe) entstehe durch Agglutination des Irispigmentes an die Kapsel bei verengter Pupille, und durch Abreissung desselben von der Traubenhaut bei darauf folgender Pupillenerweiterung, wobei Pigmentlappen an der vordern Kapselwand hängen bleiben. Ich soll solche Pigmentlappen für neue Gefässbildungen gehalten und diesen gröblichen Irrthum bei einem Kranken begangen haben, welchen ich gemeinschaftlich mit Herrn *Sichel* untersuchte. Ohne Zweifel war diess bei einem Kranken der Fall, welcher mir in der Clinik des Herrn *Carron du Villard* vorgestellt wurde. Ich erinnere mich sehr wohl, dass Herr *Sichel* die sehr schön injicirten Gefässe in der vordern Kapselwand nicht sah. Wenn mich aber mein Gedächtniss nicht trügt, so hat Herr *Carron du Villard*, als ich sie ihm zeigte, damals erklärt, dass er sie deutlich wahrnehme. Die ganze Argumentation meines Gegners fällt dadurch zusammen, dass in den von mir beschriebenen Fällen von Periphakitis, was ich ausdrücklich versicherte, Iritis niemals stattfand; (auch bei jenem Kranken in *Carron*'s Clinik hatte sie niemals stattgefunden) — folglich auch von Pigmentagglutination an die vordere Kapselwand gar nicht die Rede sein kann. Die spätere Losreissung und das Hängenbleiben des Pigmentlappens &c. ist eine so gröblich mechanische Vorstellung, dass weitere Erörterung und Gegenbeweisführung wohl nicht nöthig sind. Dass übrigens Herr *Sichel* die injicirten Gefässe nicht sieht, ist ein Unglück, welches er mit hundert andern Aerzten gemein hat: wesswegen er sich der Zustimmung der vielen nicht Sehenden bei unserer Discussion zum voraus erfreuen mag.

Die scheinbare meergrüne Trübheit bildet gewissermaassen einen Gegensatz gegen die graugelblich oder röthlich schimmernde opalisirende, welche weit seltner als die glaucomatöse vorkömmt, immer mit Abbleichung und einer Art von Atrophie der Iris verbunden ist, und nur bei Marasmus senilis und Atrophia infantum bemerkt wird, da umgekehrt bei dem Glaucom die Kranken fast immer vollsaftig, wohl genährt und pastös sind, auch dunklere Färbung der Iris, Infarkt und strotzende Fülle ihrer Gefässe wahrgenommen werden. Bei jenen ist gewöhnlich nur Amblyopie oder Amaurosis imperfecta, bei Glaucom aber immer perfecta ja absoluta vorhanden. Bei dem Glaucom zeigt sich immer Gefässerweiterung und Varicosität; — bei der opalisirenden Amaurose scheinen sich die Gefässe zu verengern, und die kleineren zu schliessen. Man hat die Amaurose mit opalisirender Trübung als eine besondere Art dieser Krankheit (so wie auch die glaucomatöse als selbstständige Krankheitsform) betrachtet, und ihr früher den Namen Amblyopia senilis, atrophica, Leucaethiopia accidentalis beigelegt. *Beer* nennt dieselbe das amaurotische Katzenauge, obgleich bei ihr weder eine senkrecht ovale Pupille, noch Nyctalopie stattfinden, was man bei jener Benennung voraussetzen sollte. Wäre dieselbe beizubehalten, so könnte man das Glaucom vielleicht noch mit besserem Grunde das amaurotische Schaafsauge nennen, weil bei ihm die Pupille wirklich horizontal oval, immer einige Hemeralopie vorhanden, und das Sehvermögen im frühern Stadio an hellen Tagen und im stärksten Lichte etwas besser, auch das Glaucom bei Lämmern eine häufig vorkommende, sogar angeborne Krankheit (Hemmungsbildung?) ist.

Schon *Beer* äussert die Vermuthung dass Pigmentmangel die Ursache dieser opalisirenden Trübheit sei. Was *Beer* als Vermuthung ausgesprochen hat, stellt *Chelius* als bestimmte Behauptung auf, ohne Beweise aus der pathologischen Anatomie anzuführen. *Beer* hatte sein Bedauern darüber geäussert, dass sich ihm niemals eine Gelegenheit zur anatomischen Untersuchung eines solchen Auges dargeboten habe. *Carron du Villard* hat diese Gelegenheit gefunden und benutzt. Er fand in zwei Fällen bei der Zergliederung der Augen von Menschen, welche an der atrophischen Amaurose gelitten hatten, durchaus keinen Pigmentmangel, sondern das schwarze Pigment zeigte sich überall in eben so grosser Menge wie in gesunden Augen: — auch sonst keine Abnormität in den innern und hintern Organtheilen des Bulbus: nur eine leichte gelbliche Färbung der Linse. In einem dritten Falle war die Linse graulich gelb (ambrafarbig) und die Choroidea, besonders nach hinten weniger dunkel gefärbt, als gewöhnlich: — aber eigentlichen Pigmentmangel merkt *Carron du Villard* auch in diesem Falle nicht an. Da Madame *Lottier de la Roche* (der Gegenstand dieser Beobachtung) ohne Zweifel eine schon gealterte Frau war, so mag die blassere Färbung der Aderhaut bei ihr die ihrem Lebensalter angemessene natürliche Farbe derselben gewesen sein, indem nach *Petit's* schon oben angeführten Untersuchungen bei Greisen die Aderhaut gewöhnlich abbleicht, ohne dass sie darum an opalisirender Amaurose leiden.

Aus den drei angeführten (bisher einzigen bekannt gewordenen) anatomischen Untersuchungen ergiebt sich, dass die opalisirende Amaurose ohne Pigmentmangel vorkomme.

Dass ein solcher aber, wenn er wirklich bestände nicht die Ursache der opalisirenden Trübheit sei, geht gleichfalls aus den Beobachtungen von *Carron du Villard* hervor, welcher die opalisirende Trübheit im amaurotischen Katzenauge sogleich verschwinden sah wenn er die Linse aus der tellerförmigen Grube entfernte: sie zeigte sich aber jedesmal wieder, wenn er dieselbe in diese Grube zurückversetzte. *Sichel* ist daher geneigt, die (immer unvollkommene) opalisirende Amaurose für die Folge der zufälligen Coexistenz einer Amblyopie mit der Gegenwart einer gelblichen Missfarbung des Linsenkernes, welcher seinen Widerschein auf die Netzhaut wirft, zu halten. Gegen diese Annahme streitet aber die grosse Ausdehnung der opalisirenden Trübheit und ihre Unabhängigkeit von der respectiven Stellung des Augapfels gegen den Einfall der Lichtstrahlen; indem der Reflex des Linsenkernes doch kein sehr ausgebreitetes Retinalfeld decken könnte, dieser auch nach veränderter Stellung des Augapfels bald mehr auf dieses, bald mehr auf jenes Retinalfeld fallen müsste u. s. f. Ich weiss übrigens nicht, ob und auf welche Thatsachen *Sichel* seine Theorie gründen will, indem in den drei Fällen von *Carron du Villard* nicht eine centrale Trübung, sondern eine ausgebreitete Opacität der Linse vorkam.

Bei der noch sehr geringen Anzahl dieser pathologisch-anatomischen Untersuchungen bleibt es zweifelhaft, ob die Coexistenz einer geringen Suffusion der Linse mit der opalisirenden Amaurose nicht lediglich zufällig, oder ob sie wirklich eine pathogenetische Bedingung derselben sei. Jedenfalls kann das Phänomen der opalisirenden Trübung nur mit einem sehr geringen Grade von centraler oder ausgebreiteter Suffusion der Linse zusammen bestehen, indem bei einem höheren Grade derselben der Augengrund nicht mehr opalisirt, sondern verdeckt und ganz unsichtbar geworden ist. Uebrigens wird durch die Entdeckung von *Carron du Villard* die ganze Lehre von der opalisirenden Amaurose noch zwweifelhafter als sie früher war: indem eine gewisse Beschränkung und Unvollkommenheit des Sehens (wie sie bei der opalisirenden Amblyopie stattfindet) auch schon aus der vorgefundenen Suffusion der Linse hinreichend erklärt werden kann, und vielleicht gar kein amaurotischer oder subamaurotischer Zustand nebenbei angenommen werden muss. Die Benennung opalisirende Amaurose wäre sodann ganz aufzugeben, und in jene: stationäre unvollkommen ausgebildet bleibende opalisirende Cataract umzusetzen: — das Gebiet der Amaurose würde aber eine neue Beschränkung seiner Ausdehnung und jenes der Cataract eine Grenzerweiterung erleiden, so wie solches schon früher einmal durch die Entdeckung und Feststellung der Cataracta nigra statt gefunden hat.

Bei dieser noch herrschenden Ungewissheit ist es erlaubt, die opalisirende Trübheit vorläufig noch als falschen Schein und optische Täuschung gleich der rauchig-schwarzen und der glaucomatösen zu betrachten. Ich kann aber *Mackenzie* nicht beistimmen, welcher die erste nur für einen geringeren Grad der letzten, und das amaurotische Katzenauge für ein Minimum von stehen bleibenden Glaucom erklärt; — da doch beide, wie oben gezeigt wurde, von einander so sehr verschieden, ja von ganz entgegengesetzter Art sind. Vielmehr scheinen mir die drei amaurotische Trübungen eine Reihe zu bilden, in welcher die rauchig schwarze als die bei der Amaurose gewöhnlichste, auch ihrem Begriff am meisten entsprechende — den Mittelpunkt, die glaucomatöse aber das Eine äusserste Reihenglied, und die opalisirende am entgegengesetzten Ende der Reihe das äusserste Glied darstellt: — so dass die eigentliche (gewöhnliche) Amaurose zwischen dem Glaucom und dem amaurotischen Katzenauge gleichsam in der Mitte steht.

Mit den eben erörterten Verhältnissen stimmt ein anderes objectives amaurotisches Symptom überein, welches mittelst des Tastsinnes erforscht und wahrgenommen wird, — nämlich die strotzende Völle, Härte und Gedrungenheit des ganzen Augapfels (nicht der Hornhaut allein) bei vielen Amaurosen, — und im Gegensatze derselben bei einigen das Gefühl von Leerheit, Weichheit, wobei man mit dem Finger selbst eine Grube in die Sclerotica eindrücken kann, ohne hiebei einen besonderen Widerstand zu erfahren. Das Erste findet sich immer bei der glaucomatösen, hypertrophischen, das Zweite bei der atrophischen opalisirenden Form. Bei der gewöhnlichen, die Mitte behauptenden, rauchig schwarzen Amaurose ist die strotzende Völle und Härte um so mehr entwickelt, jemehr sie sich der glaucomatösen Form annähert.

Ein bemerkenswerthes amaurotisches Symptom ist der gewöhnlich stattfindende Xerophthalmos, wegen verminderter Absonderung der Thränenflüssigkeit: — öfters auch mit Xeromycter verbunden. Bei manchen Amaurosen, bei welchen die intensive Stärke der Sehkraft noch wechselt, steigt und fällt, sehen die Kranken momentan auffallend schlechter, wenn das Auge trocken ist: und wenn es feucht wird, sehen sie für den Augenblick etwas besser.

Die bisher betrachteten amaurotischen Symptome hängen vom Nervus opticus und ophthalmicus als dem der Sensation und Nutrition im Auge vorstehenden Nerven ab. Ich wende mich nun zu jenen, welche sich in der activen Sphäre des Auges ergeben, und von dem Nervus oculomotorius und facialis abhängen.

Ein wichtiges objectives amaurotisches Symptom ist die gestörte, von der Norm abweichende, Palpebral-Bewegung. Die bewegenden Muskeln der Augenlider sind der Aufhebemuskel des obern Lides und der Ringmuskel. Diese können am klonischen oder tonischen Krampfe und an Paralyse leiden. Krampfzustand kömmt besonders, jedoch nicht ausschliessend, im Ringmuskel, Lähmung aber im Hebemuskel vor.

Der klonische Krampf, die convulsivische Bewegung des Ringmuskels äussert sich durch das Blinzeln, den Nystagmus: bei welchem aber sein Antagonist, der Hebemuskel nicht unthätig ist, indem auf jede Nyctitation schnell wieder eine aufsteigende Bewegung des obern Lides erfolgt, und beide rasch unter sich wechseln. Das Wort, »Nystagmus« wird hier sprachrichtg und in Uebereinstimmung mit den alten griechischen Schriftstellern zur Bezeichnung des klonischen Augenliderkrampfes, nicht des Augapfelkrampfes gebraucht. Diese letzte Bedeutung ist rein willkührlich und neoterisch. Der tonische Augenliderkrampf ist der eigentliche im engern Sinne sogenannte Blepharospasmus, bei welchem der bleibend contrahirte Ringmuskel ganz das Uebergewicht über den Hebemuskel erlangt hat, dessen ohnmächtige antagonistische Bestrebungen sich in fruchtlosen, unfreiwilligen, zuckenden Elevations-Versuchen äussern. Bei der Lähmung des Hebemuskels hängt das obere Augenlid ganz oder zur Hälfte passiv herab. Im zweiten Falle ist Oculus oculo minor, im ersten Blepharoplegie mit Procidenz des obern Lides bemerkbar. Der Kranke ist unvermögend, durch den Willensakt das obere Augenlid in die Höhe zu ziehen: wohl aber kann diess der Arzt sehr leicht und ohne Hinderniss mit dem angelegten Finger bewirken. Man nennt diesen Zustand nicht ganz mit Recht ausschliessend Blepharoplegie. Wenn der Ringmuskel gelähmt ist, kann die Augenlidspalte gar nicht oder nur unvollkommen geschlossen werden: sie bleibt immer, auch im Schlafe halb offen stehen: und die Augenliderränder legen sich nicht auf gehörige Weise der vordern Hemisphäre des Augapfels an. Die Procidenz und halbe Ectropie findet hier besonders von der Seite des untern Augenlides statt. Diese ist nicht selten mit der Blepharoplegie verbunden, und alsdann sind beide, der Hebemuskel und der Ringmuskel gelähmt oder halbgelähmt.

Die Bewegnngen des ersten hängen von dem Nervus oculomotorius, welcher einen Zweig zu diesem Muskel entsendet: — jene des zweiten vom Nervus facialis ab, welcher gleich jenem ein motiver Nerve, und zwar der wichtigste Bewegungsnerve sämmtlicher Gesichtsmuskeln ist.

Nystagmus und Blepharospasmus deuten daher auf eine Affektion und zwar auf einen gereizten Zustand des Facialnerven während seines encephalischen oder extraencephalischen Verlaufes hin: und zwar scheint bei Nystagmus einfache Irritation, bei Blepharospasmus Phlogose oder Subphlogose desselben statt zu finden. Daher ist der erste oft ein nur sympathisches Leiden z. B. bei der Wurmkrankheit, bei Cerebral- Spinal- oder gangliösen Abdominal-Irritationen von sehr verschiedener Art: er ist bei Kindern in den Tölpeljahren eine Entwicklungskrankheit. Er kömmt aber auch bei Greisen vor, und ist bei diesen immer ein Symptom einer bestehenden Cerebralaffection. Er ist, da der Facialnerve den Bewegungen aller Facialmuskeln vorsteht, meistens mit unregelmässigen und convulsivischen Contractionen von diesen (das Blinzeln mit dem Grimassenmachen) verbunden. Da dieser Nerve kein Empfindungsnerve ist, so ist der eigentliche und wahre Nystagmus unschmerzhaft, (Nystagmus indolens). Bei demjenigen Nystagmus, welcher als Symptom des Tic douloureux erscheint, ist das krampfhafte Augenliderzucken nur eine Reactionsbewegung welche durch die Fortleitung der (schmerzhaften) Empfindung in einem andern Nerven, gewöhnlich im Nervus supramaxillaris zum Hirn und durch Reflexion aus diesem in den Nervus facialis hervorgebracht wird. Dieser Nystagmus ist nur scheinbar, nicht wirklich schmerzhaft (Nystagmus dolens), indem der Nystagmus nicht die Ursache, sondern vielmehr die Wirkung des Schmerzes ist: — nicht das Muskelzucken ist schmerzhaft, sondern dasselbe wird erst als Reflexions-Erscheinung durch den Gesichtschmerz hervorgerufen.

Der Blepharospasmus scheint in der Regel von einer phlogistischen Reizung der peripherischen Endigungen des Facialnerven abzuhängen: indem er meistens bei serophulöser Augenentzündung vorkommt, ja sogar eine besondere Form dieser Ophthalmie bildet, welche entweder als glandulöse oder als pustulöse Phlogose oder als Blepharospasmus, auch in Mischungen dieser Formen erscheint.

Er kann aber auch (wie ihn *J. A. Schmidt* als solchen beschreibt) unabhängig von Ophthalmie und ohne dieselbe auftreten, und in diesem Falle möchte der Focus der phlogistischen Irritation in der centralen Sphäre des Facialnerven, in seinem Hirnende oder wenigstens im noch unverzweigten Stamme liegen; was durch die entscheidende und unfehlbar-heilsame Wirkung der nach *Schmidt's* Methode in der Gegend der Fossa stylo-mastoidea aufgelegten Aetzpaste, bei totaler Unwirksamkeit jeder andern Curmethode, — sich erweist. Bei der paralytischen Procidenz und Ectropie des untern Augenlides sind die entsprechenden Zweige des Facialnerven gelähmt. Hat die Paralyse, was gewöhnlich ist, den Stamm selbst ergriffen, so befinden sich auch andere Facialmuskeln im Zustande der Lähmung: und die ganze leidende Hälfte des Angesichtes hängt schlaff, unthätig und ohne physiognomischen Ausdruck herab. So verhält es sich jedesmal, wenn (durch zufällige Verletzung oder bei chirurgischen Operationen) der Stamm des Facialnerven nahe an der Stelle seines Austrittes aus dem Foramen stylo-mastoideum abgeschnitten worden ist.

Die eigentliche Blepharoplegie (im engern Sinne) hängt einzig von der Paralyse von Zweigen des Musculus oculomotorius ab. Daher ist sie zwar nicht immer aber doch sehr oft mit gleichzeitiger Lähmung Eines oder mehrerer der bewegenden Muskeln des Augapfels, mit Strabismus passivus, paralyticus verbunden. Diese Coeexistenz beweist die weitere Ausdehnung der paralytischen Affection über das ganze System des Nervus oculomotorius. Niemals aber kömmt bei ihr, in der einfachen Form, Lähmung der Facialmuskeln vor. Diese entspricht der Paralyse des Ringmuskels, der passive Strabismus aber der Paralyse des Hebemuskels.

Nystagmus, Blepharospasmus und Blepharoplegie sind nothwendige und unausbleibliche Folgen krankhafter Affektionen des Nervus oculomotorius und facialis, — aber nicht des Nervus opticus. Zu diesem stehen sie in keiner direkten Beziehung.

Daher kommen jene spasmodischen und paralytischen Erscheinungen sehr häufig ohne Amaurose vor, und ebenso zeigen sich bei den meisten Amaurosen weder Nystagmus oder Blepharospasmus, noch Blepharoplegie.

In der bei weitem überwiegenden Mehrzahl der Fälle sind bei den am schwarzen Staar Leidenden die Palpebralbewegungen ganz frei, ungehindert und naturgemäss. Jedoch ist schon das weite starre Offenstehen der Augenlidspalte und die mit Runzelung der Stirnhaut verbundene starke Elevation des obern Augenlides — mit seltener Nictitations-Bewegung — ein amaurotisches motives Palpebral-Symptom, welches sehr häufig vorkömmt und bei den meisten am schwarzen Staar Leidenden bemerkt wird. Aber bei einigen besondern Arten der Amaurose treten die spastischen und paralytischen Palpebral-Symptome weit entschiedener und in mehr entwickelten Formen hervor. So bei der erethischen Amaurose der Nystagmus: bei der paralytischen die Blepharoplegie.

Unter allen ist am seltensten der Blepharospasmus ein wirkliches amaurotisches Symptom.

Die in der motiven Sphäre der Palpebralgebilde sich deutlicher und vernehmlicher aussprechenden Symptome dienen demgemäss zur Enthüllung der innern Natur und qualitativen Beschaffenheit der vorhandenen Amaurose selbst, — und sie sind daher von hoher diagnostischer Bedeutsamkeit. Gereizte Amaurose kann nicht wohl mit Blepharoplegie, — paralytische nicht mit Nystagmus verbunden sein. Die coexistirenden Affectionen des optischen Nerven und des Nervus oculomotorius oder facialis sind sich in der Regel homolog und nicht leicht von entgegengesetzter Beschaffenheit. Ja es lassen sich bei der encephalischen Amaurose, wenn einmal anderweitig die Diagnose derselben als solcher festgestellt ist, diagnostische Schlussfolgerungen auf den Sitz der Krankheitsursache (in diesem oder jenem Hirntheile) aus den Umständen herleiten, dass in einigen Fällen die motiven Reactions-Symptome im Systeme des Nervus oculomotorius und in andern, in jenen des Nervus facialis sich äussern. Im ganzen ist es wahrscheinlich, dass Nystagmus und Blepharoplegie in mehr ausgebildeten Formen nicht leicht bei einfachen Retinal-Amaurosen hervortreten werden, eher bei jenen, die vom Sehnerven ausgehen, bei encephalischen und bei solchen, welche von allgemeinen Affectionen des ganzen Nervensystems und der Centraltheile derselben (oder des Gangliensystems wegen dessen anatomisch nachgewiesenen Zusammenhanges mit allen motiven Cerebrospinalnerven) — abhängen.

Die Verbindung des Nystagmus oder der Blepharoplegie mit Amaurose kann auch zufällig sein: die erstern hängen von der coexistirenden letztern gar nicht ab: — beide sind, jede für sich, Wirkungen einer und derselben Krankheitsursache, welche auf die Funktion des Nervus opticus und auf jene des oculomotorius oder facialis gleichzeitig störend einwirkt, z. B. einer rheumatischen Affektion. Aber in andern Fällen hängt der Nystagmus offenbar von der noch unvollkommnen erethischen Amaurose ab, was die gleichzeitige Photophobie als vermittelndes Glied in der causalen Reihe beweist, indem der relativ zu heftige Eindruck auch mässiger Lichteinwirkung die convulsivische Niktitation als Reactionserscheinung hervorruft. — Bei paralytischer Amaurose, bei welcher die Hirnerregung durch den Lichteindruck auf die Netzhaut ganz aufgehoben ist, — fehlt auch jede Reflexion in den Nervus oculomotorius. Die Elevations-Bewegung des obern Augenlides hört, wenigstens soweit sie eine Reflexbewegung ist, auf. — Insofern sie durch den Willensakt geschieht, kann sie zwar fortdauern: aber der Grund jenes Willensaktes ist nicht mehr vorhanden; denn der Gesunde öffnet die Augenliderspalte, um das Licht aufzunehmen, wie den Mund zur Aufnahme der Speise. Daher hängt bei vielen absoluten inveterirten Amaurosen zuletzt das obere Augenlid immer passiv und bewegungslos herab. Der Erblindete hat mit dem Gefühl und Bewustsein des Lichtes zuletzt auch die motive Kraft, um das Auge für seinen Access zu eröffnen, verloren.

Aus dem Angeführten ergiebt sich, in wie weit Störungen der Palpebral-Bewegung von Amaurose abhängen, und in welchem Verhältniss sie zu derselben stehen.

Aehnliches gilt auch von den Augapfelbewegungen, ihrer spastischen, convulsivischen und paralytischen

tischen Beschaffenheit, — von welcher das Schielen der Strabismus, abhängt.

Vor *Beer* unterschied man die verschiedene Art des Schielens nicht, wenigstens nicht genau und bestimmt, und man gebrauchte die Worte: Strabismus und Luscitas, wenn ja das letzte vorkam, in synonymer Bedeutung.

Von *Beer* wurden Strabismus und Luscitas unterschieden, und durch diese Benennungen zwei angeblich wesentlich von einander verschiedene Krankheitszustände bezeichnet. Nach ihm ist die Disjunction beibehalten worden; aber da *Beer* sich dunkel und zweideutig ausgedrückt hatte, so kam es nicht zu einem allgemeinen Verständniss, zu einem geregelten und festgestellten Sprachgebrauch: und bei den neuern Schriftstellern bezeichnet Strabismus von jenen beiden Zuständen bald den Einen bald den Andern: — ebenso Luscitas. Die mangelhafte Terminologie hat ihren Grund in der noch bestehenden Begriffs-Verwirrung, und trägt ihrerseits wieder zur Unterhaltung der letzten wesentlich bei. Es sind daher neue und eindringendere Untersuchungen dieses Gegenstandes erforderlich.

Strabismus (von στρέβω) heisst dem sprachrichtigen Wortbegriffe nach die Verdrehung der Augen (Oculi contorti sive distorti). Luscitas ist ein barbarisches Wort, welches bei den römischen Schriftstellern gar nicht vorkommt. Es ist der Biegung nach von luscus abgeleitet, was gut lateinisch ist, bei *Cicero*, *Juvenal* und *Martial* vorkommt, aber nicht einen Schielenden, sondern einen Einäugigen nur auf Einem Auge Sehenden bedeutet; so das bekannte: inter coecos luscus rex. —

Es ist daher am besten, das Wort luscitas gar nicht, oder wenn man den Barbarismus nicht scheut, als die lateinische Version von Strabismus, und daher als Synonym mit diesem zu gebrauchen, durch Strabismus aber jede Art des Schielens zu bezeichnen, und dessen verschiedene Arten durch beigefügte Adjectiva zu bestimmen. Es ist zuerst nöthig, das Schielen mit Einem Auge, und das Schielen mit beiden Augen; — Strabismus monocularis und Strabismus binocularis — zu unterscheiden. Der erste findet statt, wenn die Stellung und Bewegung eines Auges vollkommen richtig und geregelt ist, aber jener die Stellung des andern Auges nicht entspricht oder dieser seine Bewegung nicht folgt. Bei Strabismns binocularis sind die Bewegungen beider Augäpfel unregelmässig, oder, wenn sie bewegungslos sind, die respectiven Stellungen beider zu dem sichtbaren Objecte unrichtig.

Die Augenverdrehung hat (schon grammatikalisch genommen) eine doppelte Bedeutung: eine active, — das Verdrehen der Augen als Aktus, — und das Verdrehtsein derselben als passiven Zustand. Daher ist der Strabismus entweder activ oder passiv. Bei jenem ist die Bewegung, bei diesem die Stellung Eines oder beider Augäpfel unregelmässig und abnorm.

Sowohl der monoculare als der binoculare Strabismus können activ und passiv sein. Es liegt aber in der Natur der Sache, dass der binoculare meistens activ, der monoculare dagegen meistens passiv ist.

Um den Strabismus binocularis activus zu begreifen, ist es nöthig, auf die associirten Bewegungen beider Augäpfel im gesunden Zustande zurück zu gehen. Bei nicht Schielenden werden diese immer zugleich und in derselben Richtung, — beide simultan nach oben oder nach unten, gegen die rechte oder die linke Körperseite — bewegt, so dass bei dem Linkssehen der linksseitige Augapfel im äussern und der rechtsseitige im innern Augenwinkel und bei dem Rechtssehen umgekehrt zu stehen kommt. Die verlängerten Axen der beiden Augäpfel bleiben hiebei einander immer parallel, — und diess ist der sicherste Beweis dafür, dass der (gesunde) Mensch immer mit beiden Augen zugleich, und nicht (wie mancher Schielende) nur mit Einem Auge, oder abwechselnd mit beiden sieht. Das Schielen besteht eben in dem aufgehobenen Parallelismus der verlängerten Augapfelaxen. Der Schielende dreht beide Augäpfel zugleich in den innern Augenwinkel, und diess ist der Strabismus binocularis convergens, oder zugleich in den äussern Augenwinkel, Strabismus binocularis divergens: — oder er dreht Einen Augapfel nach oben, den andern nach unten, welcher Zustand wegen seines Schrecken erregenden Aussehens Strabismus horridus genannt wird. Es kommen auch die Diagonallinien zwischen jenen drei Hauptrichtungen, aber immer auf eine sich gegenseitig nicht entsprechende Weise vor. Die associirten Bewegungen im Muskelsystem brauchen nicht auf ursprünglichen und angebornen Facultäten, sondern sie müssen (gleich jenen bei den so kunstreichen und zusammengesetzten des Gehens, des Sprechens) erlernt und eingeübt werden. So verhält es sich auch mit der Uebereinstimmung der associirtrn Bewegungen beider Augäpfel. So wenig das neugeborne Kind sogleich aufrecht gehen oder durch die combinirten und associirten Bewegungen der Sprachorgane artikulirte Laute hervorbringen kann, so wenig vermag es willkührlich den geraden (nicht schielenden) Blick beider Augen auf einen Gegenstand zu richten und zu fixiren. Schon *J. L. Petit* hat beobachtet, dass neugeborne Kinder immer etwas schielen, und im Momente der Geburt selbst ist jedesmal eine Art vvn Strabismus convergens vorhanden, so dass dieser ohne Zweifel als die naturgemässe Stellung der Augäpfel so wie die gebogene Lage des Rumpfes und der Gliedmassen während des

Fötuslebens betrachtet werden muss. Ganz kleine Kinder werden daher nicht (wie man beklagt) so leicht schielend, sondern sie bleiben es, wenn sie nicht lernen die Bewegungen beider Augäpfel zu associiren, und in Uebereinstimmung zu bringen. Sie verlieren die noch unvollkommen erlangte und wenig ausgebildete Fertigkeit hiezu leicht wieder durch verschiedene Veranlassungen. Eine solche ist die lange Zeit fortgesetzte Betrachtung eines glänzenden oder leuchtenden Gegenstandes von der Seite, weil das Kind, zur associirten Bewegung noch nicht gewöhnt, denselben nur mit einem Auge anzusehen pflegt, und das andere nicht beschäftigte Auge dabei bewegungslos stehen bleibt, ohne der Bewegung des ersten Auges zu folgen.

Das Schielen geschieht bei etwas ältern Kindern öfters willkührlich und aus Muthwillen zur eigenen Ergötzung und zu jener ihrer Gespielen, — gleich dem Gesichterschneiden und Grimmassenmachen. Häufig geschieht es durch Nachahmung und zur Verspottung eines schielenden Erwachsenen, dessen Umgang mit Kindern daher vermöge des im kindlichen Alter so thätigen Nachahmungstriebes in dieser Beziehung immer gefährlich ist. Wurde es auf diese Art öfters und längere Zeit fortgesetzt, so wird es endlich zur Gewohnheit, und das Muskelsystem des Augapfels gelangt nicht zu dem durch seinen Prototypus ihm prädestinirten Grade der Entwicklung und Ausbildung, — und zur naturgemässen Vertheilung der motiven Kräfte in ihm. Augengymnastik zweckmässig bestellt und geleitet, leistet bei dieser Art des Schielens öfters Vieles und Grosses.

Auch Erwachsene vermögen es willkührlich zu schielen, und thun diess wirklich nicht selten im Zustande des tiefen abstracten Nachdenkens und Selbstvergessens, halb bewusst oder auch um (des Versuches wegen) doppelt zu Sehen. Jeder Mensch schielt kurz vor dem Einschlafen — und wollüstige Weiber schielen während des Coitus.

Diess ist das binoculare active, bewusst- oder halbbewusst- willkührliche Schielen: und dasselbe unterscheidet sich von dem monocularen passiven Strabismus wesentlich dadurch, dass bei diesem der Willenseinfluss auf einem bewegenden Muskel des Augapfels meistens ganz aufgeho en ist, bei jenem aber auf alle, nur unregelmässig und ungeordnet, ja sogar in verstärktem und exorbitantem Grade fortdauert. Der äussern Erscheinung nach sind beide darin verschieden, dass bei dem passiven monolateralen die Stellung des einen Augapfels sich niemals verändert, die Bewegungen des andern aber natürlich und regelmässig sind, — bei dem activen bilateralen aber sich beide Augäpfel beständig auf eine widernatürliche und nicht übereinstimmende Weise bewegen. Diese Bewegungen der Augäpfel sind jenen des Rumpfes und der Gliedmassen bei der Chorea sancti Viti ähnlich, indem auch bei dem Veitstanze das Wesen der Krankheit in der aufgehobenen Association der Bewegungen einzelner Abtheilungen des Muskelsystemes besteht, woraus ihre Unregelmässigkeiten, seltsame Formen und Gruppirungen sich ergeben.

Diese active und binoculare Art des Schielens kömmt bei verschiedenen Krankheiten von Reizung des Nervensystemes und seiner Centraltheile vor: auch bei mehreren Amaurosen, z. B. als vorübergehende Erscheinung bei der hysterischen, — bei der verminösen, scrophulösen und Andern mehr. Auch der Strabismus und die ihn begleitende Diplopie als Arzneiwirkung nach der Anwendung der Digitalis, der narkotischen Mittel ist von der activen bilateralen Beschaffenheit. Zu dieser Art des Strabismus gehört auch das Schielen von Falschheit des Gemüthes, von Arglist, Unredlichkeit und bösen Gewissen, somit von psychischen, moralischen Ursachen.

Es giebt nun wohl auch einen passiven bilateralen Strabismus; aber der Natur der Sache gemäss muss er verhältnissmässig selten sein. Bei ihm sind beide Augäpfel bewegungslos und festgestellt, — aber ihre gegenseitigen Stellungen stimmen nicht überein: der eine ist nach oben, der ander nach unten gedreht, oder beide convergiren oder divergiren. Das erste bemerkt man bei Sterbenden in gewissen vom Hirn ausgehenden Todesarten: ebenso bei einigen encephalischen paralytischen Amaurosen. Immer ist hiebei das ganze bewegende Muskelsystem des Augapfels, und die seinen willkührlichen Zusammenziehungen vorstehenden Cerebrospinalnerven von Paralyse ergriffen.

Der monoculare Strabismus ist entweder passiv oder er ist activ: d. h. der schielende Augapfel verbleibt entweder bewegungslos und unveränderlich immer in einer und derselben Stellung; oder er bewegt sich zwar noch, aber in einer falschen, der Bewegung des andern nicht schielenden Augapfels nicht entsprechenden Richtung. Selten und nur zuletzt wird der monolaterale Strabismus ganz passiv: — bei den meisten Schielenden sind noch, besonders in der früheren Zeit, einige Augapfelbewegungen vorhanden. Das schielende Auge bewegt sich noch mit dem gesunden einigermaassen, aber unvollkommen und unregelmässig.

Der monolaterale Strabismus ist sehr auffallend, indem z. B. wenn er passiv ist, mit dem ruhigen Stehenbleiben des kranken Auges die mannigfaltigen beständigen Bewegungen des gesunden sehr contrastiren, und er verursacht desshalb eine grosse Difformität. er ist immer die Folge des aufgehobenen Gleichgewichtes im Muskelsystem des Augapfels und der Prädynamie eines seiner bewegenden Muskeln über seinen Antagonisten, — daher entweder des Unvermögens, einen der bewegenden Muskeln des Augapfels durch den Akt des Willens in Action zu versetzen, — bei Lähmung oder Entzweiung desselben, oder der absoluten und durch den Willensakt nicht aufzuhebenden Uebermächtigkeit seines Gegners — bei tonischem Krampfe oder bei eigenthümlicher rigider Degeneration desselben. Es giebt daher vier Arten des passiven Strabismus monocularis, den paralyticus, myotraumaticus, spasmodicus und rigidus. Wenn der äussere gerade Augenmuskel gelähmt oder zerrissen ist, wird der Augapfel durch die Wirkung des geraden innern gegen den grossen Augenwinkel hingezogen und dabei etwas in seiner Längenaxe herumgedreht, so dass die Hornhaut gegen diesen Canthus hingerichtet ist und bleibt. Dieser Muskel wirkt hier beständig frei und ungehindert, weil sein Antagonist ausser Action gesetzt ist; und der Augapfel behauptet fortdauernd jene Stellung, welche die Folge und Wirkung der Contraction des genannten Muskels ist. Das nämliche geschieht aber auch wenn jener Antagonist, nämlich der gerade innere krampfhaft zusammengezogen oder rigid-contract ist. Die spasmodische Contraction würde nur einen vorübergehenden Strabismus veranlassen: die rigide Zusammenziehung aber denselben als bleibenden Zustand, was er gewöhnlich ist, hervorbringen. Diese mit beständig andauernder Verkürzung der Fasern eines Muskels verbundene und die Möglichkeit ihrer nachfolgenden Verlängerung und Erschlaffung ausschliessende Rigidität kann die Nachkrankheit einer vorausgegangenen Entzündung des Muskelgewebes, der vielleicht nicht so sehr seltenen Myositis sein, welche rheumatisch oder auch durch sehr heftige, lange andauernde Anstrengung des Muskels causal bedingt zu sein pflegt.

Sie ist jedesmal mit Gewebsveränderung, zuletzt mit Verwandlung des Fasergewebes in fibröses (sehniges oder faserhäutiges) Gewebe verbunden. Ein so degenerirter Muskel bleibt beständig zusammengezogen, widersteht hartnäckig jeder Contractions-Bestrebung seines Antagonisten, und hat in andern Körperregionen eine Verkrümmung, hier aber das unbewegliche Schiefstehen des Augapfels in der Richtung gegen den innern Augenwinkel zur Folge, so dass dieser Strabismus von gleicher Bedeutung wie die Verkrümmungen des Körpers oder der Gliedmassen, und wie diese für die gleiche Art der Heilung (z. B. durch Myo- oder Tenotomie) empfänglich ist.

So wie nun die meisten Verkrümmungen von der rigiden Muskel-Contraction und Degeneration abhängen; so ist auch der Strabismus rigidus unter allen Arten des Strabismus der gewöhnlichste: nach ihm kömmt der Paralyticus nicht selten vor, z. B. eben bei gewissen Arten der Amaurose, auch nach Cerebralapoplexie. Er kann mit dem Strabismus rigidus verbunden sein, nämlich der Musculus rectus internus an rigider Degeneration, der Rectus externus an Paralyse leiden: in diesem Falle wird der Strabismus durch die Myotomie des ersten augenblicklich nicht gehoben, wohl aber tritt nach derselben später Besserung ein. Auch der Strabismus myotraumaticus möchte nicht ganz selten vorkommen, indem wenigstens Zerreissung eines oder mehrerer bewegenden Muskeln des Augapfels wohl öfter stattfindet, als man vorauszusetzen pflegt. Allein es kann bezweifelt werden, ob diese Zerreissung, wenn sie wirklich statt findet, nothwendig Strabismus zur Folge hat: oder nach der Myotomie der convergirende Strabismus sich nicht in den divergirenden verwandelt, wie man nicht ohne einigen physiologischen Grund, aber doch vorschnell vorausgesetzt hat. Von dem Ergebniss bei Strabismus spasmodicus war schon oben die Rede.

Der anfangs rein paralytisch, spasmodisch oder traumatisch gewesene Strabismus complicirt sich mit der Zeit immer mit dem rigiden. Bei Lähmung des Musculus rectus externus befindet sich der Rectus internus beständig in dem Zustande der Verkürzung, ohne jemalige Verlängerung seiner Fasern. Das Wechselspiel von Expansion und Contraction ist aber für den Muskel zur Erhaltung der normalen Beschaffenheit seiner Textur und Structur ebenso nothwendig, wie für jedes andere Organ die ungestörte Fortdauer seiner Function. Daher tritt auch hier die oben angegebene Degeneration des Muskels in rigides, nicht mehr ausdehnbares Gewebe ein. Das gleiche ist bei jedem andern Strabismus z. B. dem myotraumaticus der Fall: und daher ist jene Degeneration zuletzt bei jedem, wie immer entstandenen und beschaffenen Strabismus zugegen, so wie sie sich gleichfalls bei allen Verkrümmungen des Körpers oder der Gliedmassen in den bleibend verkürzten Muskeln und Sehnen findet. Der Strabismus rigidus ist daher die gewöhnlichste Form und jeder einmal inveterirte Strabismus ist von dieser Art; — aber er ist nicht ursprünglich, sondern nur consecutiv-rigid. Bei der Myotomie fand *Dieffenbach*, der geniale Erfinder dieser neuen herrlichen Operation, den verkürzten Muskel öfters so sehr rigid, dass er straff angespannt, mit dem stumpfen Häckchen schwer zu fassen und in die Höhe zu heben war, — und bei der Durchschneidung einen bedeutenden Widerstand leistete.

Bezüglich auf den Strabismus ist noch zu bemerken, dass hier so wie in andern Fällen die Paralyse in zahlreichen Abstufungen und Gradationen, als vollkommene und unvollkommene Paralyse, als Parese und Semiparalyse &c. vorkömmt, wodurch verschiedene Grade der Deviation in der Stellung und Richtung des Augapfels hervorgebracht werden, und wie schon oben bemerkt wurde, gewöhnlich, besonders in nicht zu sehr inveterirten Krankheitsfällen, nicht alle Beweglichkeit des schielenden Auges aufgehoben ist.

Ich habe bisher diejenige Form des Strabismus monocularis passivus, wobei der Augapfel in den innern Augenwinkel gezogen ist, und welcher, weil der leidende Augapfel sich hiebei dem gesunden annähert und gegen denselben hingerichtet ist, wohl auch Strabismus convergens genannt wird, — exponirt, und denselben schematisch behandelt, so dass in dieser Exposition zugleich schon die Grundsätze für die Erklärung der übrigen Formen des Strabismus gegeben sind.

Alles bisher Gesagte lässt sich durch einfache Inversion auf denjenigen Strabismus anwenden, bei welchem der Augapfel im äussern Augenwinkel steht, von seinem Gespann mehr entfernt und abgekehrt ist, und welchem man daher die Benennung Strabismus divergens beigelegt hat: — obgleich die Benennung Strabismus convergens und divergens eigentlich mehr auf den activen binocularen passt, und bei diesem die Bedeutung der Convergenz und Divergenz eine andere als bei jenen ist. Bei dem divergirenden monocularen Strabismus ist der Musculus rectus internus unthätig, gelähmt oder abgerissen, — und der externus verkürzt, tonisch-spastisch zusammengezogen, zuletzt rigid degenerirt.

Diese Form des Strabismus kömmt ungleich weniger häufig als die erste vor: doch wird sie gerade in amaurotischen Zuständen nicht ganz selten bemerkt.

Der Grund des eigenthümlich gegenseitigen ja entgegengesetzten Verhältnisses dieser beiden Formen des Strabismus, auch bezüglich auf Frequenz &c. liegt darin, dass der Musculus rectus externus einen eigenen Hirnnerven, den Nervus abducens, besitzt, welcher seiner willkührlichen Zusammenziehung vorsteht, indess jene des Rectus internus, so wie der beiden andern geraden und des untern schiefen Augenmuskels von dem ihnen gemeinsam angehörigen Nervus oculomotorius abhängt. Der physiologische Gegensatz beider Nerven, des oculomotorius und des abducens, welche in ihren anatomischen Verhältnissen — des Ursprungs, der Textur und Struktur &c. — so sehr von einander abweichen, spricht sich auf sehr bedeutsame Weise in jenen beiden Formen des Strabismus aus. Dem Gegensatze der Extensoren und Flexoren (welcher der wichtigste und Hauptgegensatz im Muskelsystem überhaupt ist, und von welchem andere Antithesen z. B. der Pronatoren und Supinatoren, der Adductoren und Abductoren nur Corollarien sind) entspricht das Verhältniss des geraden innern und äussern Augenmuskels, deren erster ein Adductor und daher Flexor, und der andere ein Abductor und daher Extensor ist. Wie nun im Muskelsysteme überhaupt das natürliche Uebergewicht von selbsteigener Kraft auf die Seite der Flexoren fällt, welches sich sogleich im Zustande der Ruhe, des Schlafes, der Schwäche und der Ohnmacht äussert, und nur durch die Anstrengung des Willens und die hiedurch grössere Innervation momentan auf die Seite der Extensoren geleitet wird, — so ist auch der Nervus abducens und der ihm angehörige Muskel der von Natur aus schwächern, im Verhältniss zu dem gewaltigen, so einflussreichen und in ausgedehnter Sphäre herrschenden Nervus oculomotorius, und zu den von ihm regierten Bewegungsorganen. Obgleich bei der grossen Anzahl der letzten die relative Uebermacht dieses Nerven durch die zahlreiche Vertheilung einigermassen geschwächt wird, indess jene des Nervus abducens allein auf seinen einzigen Muskel gerichtet, und daher mehr concentrirt bleibt, so ist doch zu bemerken, dass die Innervation durch jenen vorzugsweise und in grösserem quantitativem Antheil vor den übrigen gerade dem Musculus rectus internus zugewendet ist. Diess zeigt sich darin, dass unter den verschiedenen Augapfel-Bewegungen, welche zwar sehr vielseitig, ja bei dem Menschen allseitig sind und bei successiv sich wiederholenden Contractionen aller einzelner Augenmuskeln sogar in (convulsivische) Rotations Bewegung übergehen, doch jene in der horizontalen Richtung (einzig durch den Rectus internus und externus vermittelt) die vorherrschende, gewöhnliche ist — die vertical-aufsteigende oder sich senkende dagegen nur als Ausnahme und Unterbrechung vorkömmt, daher schon Ausdruck bewegter Gemüthszustände und heftigerer psychischer Aufregungen ist.

Vermöge des eben nachgewiesenen natürlichen Uebergewichtes des Musculus rectus internus über den externus, und des Nervus oculomotorius über den Nervus abducens ist der Augapfel bei jedem Nachlasse von Stärke der Bewegungskraft sehr geneigt, in den innern Augenwinkel zu treten, und sich in diesem zu verbergen, — wodurch sich das numerisch verschiedene Verhältniss in der Frequenz der beiden bisher betrachteten Formen des Strabismus hinreichend erklärt.

Bei dem Strabismus monocularis passivus sind die Musculi recti, M. externus et internus, die wichtigsten und bedeutendsten. Die Action der beiden andern geraden, des obern und des untern, sowie der beiden schiefen ist von geringerer Bedeutsamkeit; jedoch ist der Strabismus der Sterbenden die Wirkung der noch fortdauernden Lebensthätigkeit des obern geraden und schiefen bei bereits erloschenem Leben des unteren geraden und schiefen. Es scheint, dass bei manchen Todesarten der Nervus oculomotorius früher als der zweite Hirnnerve, und dass in jenem einzelne Muskelzweige früher als andere absterben. Dieselbe Form des Strabismus kömmt auch zuweilen bei und nach Cerebralapoplexie und bei den hievon abhängigen Amaurosen vor: und es ist daher bei solchen Amaurosen auf den Nervus patheticus und auf die Stelle seines Ursprunges im Hirn besondere Rücksicht zu nehmen.

Die gewöhnlichste Ursache des monocularen passiven Strabismus ist ein gewisser Grad von monolateraler Amblyopie des schielenden Auges selbst: und eine Disproportion in der Vertheilung der Sehkraft zwischen beiden Augen, wobei immer das schwächere schielt. Dass diese Ursache des Schielens in einem gegebenen Falle, und noch keine andere (Lähmung, rigide Contractur eines Augenmuskels &c.) bestehe, erkennt man sogleich daraus, dass, sobald das gesunde Auge verdeckt, zugebunden wird, der Kranke zu schielen aufhört, und das schielende Auge sich in die richtige Stellung begiebt.

Wenn diese Amblyopie angeboren ist, und daher von frühester Jugend an statt gefunden hat, so gewöhnt sich der Kranke, meistens unbewusst, immer nur das bessere, sehkräftige Auge zum Sehen zu gebrauchen, und da ihm dasselbe vollkommenen befriedigenden Dienst leistet, so ist er damit ganz beruhigt. Indem er nun den Gebrauch des amblyopen Auges vernachlässigt, eigentlich vergisst, — folgt dasselbe entweder nach dem Gesetze der associirten Bewegungen (wenn diese sich nämlich constituirt haben) mechanisch und automatisch den Bewegungen des gesunden Auges, und steht zu jeder Zeit mit diesem in übereinstimmender Richtung: das kräftige Auge zieht, so zu sagen, das amblyope im Schleppseile nach: in diesem Falle schielt der Kranke nicht; — aber wenn die Association der Bewegungen nicht zu Stande gekommen ist, so bewegt sich das amblyope Auge den sichtbaren Objecten gar nicht entgegen, und bleibt unbeweglich stehen, ohne an den Bewegungen des gesunden Auges irgend einen Antheil zu nehmen. Der Strabismus wird wegen der natürlichen Schwäche des leichter in Lähmung verfallenden Musculus rectus externus in der Regel convergirend, er kann aber exceptionell unter eigenthümlichen Umständen und Verhältnissen auch divergirend sein. Es ist nun zu ermitteln, warum in einigen Fällen von angeborner monolateraler Amblyopie die Association der Bewegungen beider Augäpfel zu Stande kömmt und in andern nicht? Es scheint diess von dem Grade der Amblyopie abzuhängen, welcher in der frühern Kindheit gewöhnlich ganz unbemerkt statt fand, welcher aber von demjenigen Grade derselben, die in den reiferen Jahren besteht, und jetzt meistens ganz zufällig von dem Kranken selbst zum ersten Male entdeckt wird, sehr verschieden sein kann, und wirklich sehr verschieden zu sein pflegt. Jetzt ist sie gewöhnlich sehr gross, ja es ist vollkommen in einigen Fällen selbst absolute Amaurose vorhanden. Aber anfangs war wohl nur ein gewisser, vielleicht sehr geringer Grad von Amblyopie zugegen, und eben durch den vieljährigen Nichtgebrauch und gänzlichen Mangel an Uebung ist diese erst zur Amaurose herangewachsen. Wenn nun in frühen Jahren noch eine gewisse Sehkraft vorhanden war, und das obgleich amblyope Auge daher auch nicht ganz ausser Gebrauch stand, so konnte sich die Association bilden, — im entgegengesetzten Falle aber nicht.

Ein wichtiges concurrirendes Moment ist auch die mit angeborner Amblyopie öfters verbundene, ja schon die für sich allein ohne Amblyopie bestehende monolaterale Myopie. Menschen bei welchen die Sehweite beider Augen, besonders in ihnen das oben bemerkte Accommodations-Vermögen sehr verschieden ist, gewöhnen sich sehr leicht schon in der mittleren Entfernung immer nur mit einem Auge zu sehen: und das andere verfällt hiebei nach und nach in den sogenannten Augenschlaf. Ich glaube beobachtet zu haben, dass bei der mit Myopie verbundenen monolateralen Amblyopie immer Strabismus vorhanden ist. Bei vollkommenem amaurotischen Augenschlaf lässt sich freilich über den Focus des leidenden Auges nicht mehr urtheilen: aber in dem Stadio des bloss amblyopen, oder unvollkommen amaurotischen Augenschlafes habe ich immer Strabismus beobachtet: und ich bin geneigt zu glauben, dass bei dem einfachen, nicht mit Myopie verbundenen Augenschlaf die Kranken nicht schielen, wohl aber, wenn dieses Connubium stattfindet.

Nach *Dieffenbach's* bereits sehr ausgedehnten Erfahrungen wird öfters durch die Myotomie nicht bloss der Strabismus, sondern auch die Amblyopie des schielenden Auges gehoben, und dasselbe wieder in Bewegung und Action versetzt, erlangt allmählig einen höheren Grad von Sehkraft.

Nicht bloss die angeborne, auch die erworbene monolaterale Amaurose bringt in vielen Fällen den Strabismus monocularis passivus hervor. Die Bewegungen des amaurotischen Auges dem sichtbaren Objecte entgegen sind frühzeitig, oft schon uranfänglich weniger activ und lebhaft als jene des gesunden Auges. Nach und nach werden sie immer mehr torpide, und endlich bleibt das amaurotische Auge ganz unbeweglich in einer gewissen Richtung, gewöhnlich in jener gegen den innern Augenwinkel stehen. Die Augapfelbewegungen hängen zwar nicht von der Netzhaut und dem Sehnerven, sondern von andern Hirnnerven, dem dritten, vierten und sechsten ab. Sie sind aber, wenn auch nicht allein und ausschliessend, doch zum Theil Reflexbewegungen welche durch den Lichteindruck auf die Netzhaut provocirt werden, indem dieser mittelst des Sehnerven zum Hirne geleitet, und vom Hirn aus bewusst oder unbewusst in jene motive Nerven reflectirt wird. Wenn nun die Netzhaut den Lichteindruck nicht mehr empfindet, so fällt wenigstens die veranlassende Ursache zu jenen Reflexbewegungen hinweg.

Der Kranke kann, wenn die Krankheitsursache die Sphäre des optischen Nervensystemes nicht überschreitet den Augapfel noch willkührlich bewegen, er thut diess auch auf Geheiss, aber ohne ein solches wenig oder gar nicht mehr, weil ihm keine veranlassende Ursache dazu gegeben ist, indem er die Gegenstände nicht sieht, welchen der Sehende das forschende Auge entgegenbewegt. Daraus erklärt sich die Starrheit des amaurotischen Auges, welche der Totalausdruck der gleichzeitigen torpiden Affection aller bewegender Muskeln des Augapfels ist. Von dieser Starrheit ist aber der wirkliche Strabismus verschieden, bei welchem der Kranke das Auge nicht allein nicht bewegt, sondern nicht bewegen kann. Dieser beweisst immer den Lähmungszustand eines, höchstens einiger, nie aller bewegender Muskeln des Augapfels: er ist daher kein vom optischen Nervensystem ausgehendes Symptom, sondern ein Zeichen der diese Nerven- und Cerebralsphäre überschreitenden Beschaffenheit der Krankheit, welche im Nervus oculomotorius, patheticus oder abducens und in ihren Hirnanfängen entweder ihren ursprünglichen Sitz hat, oder durch Progression oder Mitleidenschaft dahin gelangt ist. Der Strabismus geht immer von einer Affection jener motiven Nerven, nicht des optischen oder des (sensitiven) Orbitalnerven

aus

aus: — daher kann er ohne Amaurose, und diese kann ohne Strabismus (in sehr vielen Fällen) bestehen. Wo aber beide vereinigt sind, da ist eine gleichzeitige Affection eines jener motiven Nerven und des Sehnerven, etwa in ihren einander nahe liegenden Hirnanfängen durch eine und dieselbe Krankheitsursache vorhanden. Daher ist Strabismus kein begleitendes Symptom der Retinal-Amaurose, — wohl aber jeder Cerebral-Amaurose. Wenn *Beer* den Strabismus als ein pathognomisches Symptom der Cerebral-Amaurose erklärt, so ist diess in sofern giltig, als diese nicht leicht ohne Strabismus bestehen, der letzte aber auch bei andern Amaurosen, z. B. den vom Sehnerven oder vom Gangliensystem ausgehenden vorkommen, ebenso aber auch ganz ohne Amaurose da sein kann.

Von ganz anderer, und von eigenthümlicher Beschaffenheit ist das Schielen bei undurchsichtigen, leucomatösen Hornhautflecken im Centralfelde derselben. Es giebt solche Opacitäten, bei welchen der Kranke nicht schielt, und andere, bei welchen er wirklich schielt. Man muss zwei Fälle unterscheiden. Entweder das andere Auge ist zum Sehen brauchbar oder unbrauchbar. Im letzten Falle schielt der Kranke immer mit dem leucomatösen Auge: im ersten schielt er öfters auch, manchmal aber nicht. Der Strabismus, wenn er stattfindet, ist die Folge des Bedürfnisses und des Bestrebens mit dem leucomatösen Auge zu sehen. Weil das in der Richtung der Sehaxe stehende Centralfeld der Cornea undurchsichtig ist, und durch dasselbe die Lichtstrahlen nicht zur Pupille eindringen können, so bemüht sich der Kranke durch allerlei (wie convulsivische) Verdrehungen des Augapfels ein noch durchsichtiges Hornhautfeld in die Richtung der Sehaxe zu bringen, damit durch dieses seitlich neben dem Stande des Leucomes vorbei die vom sichtbaren

7

Objecte reflectirten Lichtstrahlen in schräger Richtung zum Sehloch gelangen mögen. Die wahre Ursache dieses Schielens giebt sich auch dadurch kund, dass der Kranke gleichzeitig mit den Verdrehungen des Augapfels den Gegenstand, um ihn zu sehen, eben so verdreht, in verschiedenen Richtungen vor dem Ange hin- und herbewegt, um ihn endlich in die gehörige Stellung gegen das Auge zu bringen. Diess ist die wahre Ursache der Augenverdrehung in dem gegebenen Falle. Die erste Bedingung des Schielens bei Hornhautflecken ist das Vorhandensein noch von einiger Sehkraft auf dem schielenden Auge. Daher erklärt sich die auffallende Thatsache, dass bei solchen Flecken so lange sie sehr ausgebreitet und ganz undurchsichtig sind, die Kranken nicht schielen, später aber, wenn die Flecken (bei topischer Anwendung energischer und passender Mittel) an Opacität und Ausdehnung abgenommen haben, erst jetzt zu schielen anfangen, so dass durch solche wenn gleich erfolgreiche ärztliche Behandlung dem Kranken eigentlich ein schlechter Dienst geleistet, an die Stelle der vom Flecken herrührenden geringeren Difformität eine grössere, jene vom Strabismus, gesetzt wird. Wenn der Leucomatöse nicht schielt, so sieht er mit dem kranken Auge nicht nur nicht, sondern er hat auch kein Bedürfniss, und kein Bestreben, mit demselben zu sehen: dieses Auge liegt im beständigen Schlafe, und folgt nur mechanisch und automat den Bewegungen des andern sehkräftigen Auges.

Dieser Strabismus bei Centralleucomen ist ein activer: der Augapfel ist in (unregelmässiger) Bewegung. Es giebt aber auch einen passiven Strabismus bei Central-Leucomen. Wenn nämlich das kranke Auge zum Sehen gar nicht gebraucht wird, und seine Bewegungen nicht mit jenen des gesunden Auges associrt sind, so steht dasselbe ganz still und bewegungslos stets in einer und derselben Richtung. Der active Strabismus bei Leucomen kann mit der Zeit in den passiven übergehen. Er hängt aber von ganz zufälligen Umständen ab, ob bei Centralleucomen Sehbestrebungen statt finden oder nicht. Solche sind das Lebensalter, in welchem sich der Hornhautfleck gebildet hat, seine Complication mit einer andern Augenkrankheit, z. B. mit Pupillensperre, der Grad der Intelligenz des Kranken, zum Theil selbst seine Willensanstrengung u. s. f.

Wenn der Kranke auf beiden Augen mit Centralflecken behaftet ist, so schielt er immer mit beiden, vorausgesetzt, dass nicht auf einem Auge die Sehkraft ganz erloschen ist. Dieser binoculare Strabismus ist jedesmal ein activer.

Ein rein passiver monocularer Strabismus ist derjenige, welcher von Orbitalgeschwülsten, Hydatiden, Cysten, Steatomen, Aneurysmen, Telangiectasieen, Exostosen, Balgabscessen &c. herrührt, durch welche der Augapfel nicht nur verschoben, sondern auch um seine verticale Axe zur Hälfte oder zum vierten Theile herumgedreht wird, so dass er wegen Beschränkung des Höhlenraumes sich nicht mehr frei und nach einer gewissen Richtung gar nicht bewegen kann. Dieselbe Wirkung bringen auch Geschwülste hervor, welche in andern adjicirenden Höhlen (Schädel- Nasen- und Oberkieferhöhle) entsprossen und diesen eingepflanzt, bei grösseren Wachsthum und nach Perforation der knöchernen Scheidewände einen Fortsatz in die Orbita entsendet haben. Ueberhaupt muss jede Verengung und Formveränderung der Orbita auf die Stellung und auf die Freiheit der Bewegungen des Augapfels einen wichtigen Einfluss ausüben. Daher stellt *J. Müller* eine Art des Strabismus auf, welche durch die fehlerhafte Richtung beider einander nicht entsprechender Orbitalaxen entsteht. Eine solche abnorme Beschaffenheit der Augenhöhle, wenn sie ein angeborener Bildungsfehler ist, kann ohne Zweifel den Strabismus veranlassen, aber umgekehrt wird auch ein inveterirter und die ganze Lebenszeit fortbestandener Strabismus unausbleiblich Form - Veränderungon der Orbita zur Folge haben, (solche treten sogar, wie *Jules Guerin* bemerkt hat, schon bei dem Caput obstipum ein) indem der Augapfel einen beherrschenden und zunächst bestimmenden Einfluss auf die Bildung und Entwicklung aller ihn umgebender und von ihm abhängiger Organtheile, somit auch der Orbitalgebilde, — als das edelste und centrale Organ in dieser ganzen Gruppe, — ausübt.

Bei dem passiven monocularen Strabismus ist jedesmal binoculare Diplopie vorhanden, vorausgesetzt, dass der Kranke mit dem schielenden Auge wirklich sieht, und dasselbe zum Sehen gebraucht. Die Diplopie ist hier die Folge davon, dass die beiden Bildchen des sichtbaren Objectes in den beiden Netzhäuten auf verschiedene und sich nicht entsprechende Felder derselben fallen — im gesunden Auge auf das Centralfeld, im schielenden auf ein von demselben ziemlich entlegenes Feld der Retina. Der Mensch sieht einen Gegenstand obgleich mit zweien Augen darum nur Einmal, weil die Netzhautbildchen desselben in sich ganz correspondirenden, d. h. identischen Retinalfeldern entstehen; daher auch nur Einmal percipirt werden, oder beide Perceptionen ganz coincidiren, sich vollkommen decken, und identisch in Eine zusammenfliessen. Wenn unter diesen Umständen bei dem Strabismus die anfangs dagewesene Diplopie mit der Zeit verschwindet, und dem Kranken zuletzt der Gegenstand wieder einfach erscheint, so liegt der Grund hievon darin, dass er jetzt das schielende Auge nicht mehr, wie früher noch, zum Sehen gebraucht.

Aus dem gleichen angegebenen Grunde findet auch bei dem Strabismus binocularis activus Diplopie statt, wenn der Kranke auf beiden schielenden Augen sehkräftig ist, und wirklich beide Augen zum Sehen verwendet.

Merkwürdig ist es dass nach der Myotomie zuweilen früher nicht dagewesene Diplopie entsteht: aber nur kurze Zeit andauert und dann wieder verschwindet. Es hängt diess von der Reactivirung des früher ganz unthätig gewesenen Auges, und von noch nicht hergestellter associrter Bewegung beider Augäpfel ab.

Aus der bisherigen Erörterung geht hervor, dass der Strabismus in seiner Entstehung und Artung sehr mannigfaltig sei, — dass man seine Arten nicht auf zwei Grundtypen, Strabismus und Luscitas, — activen und passiven, — convergirenden und divergirenden — zurüchführen könne, dass noch vielweniger eine und dieselbe ärztliche Behandlung — Augenspiritus, Schielbrille oder Myotomie — für jeden Strabismus passen möge.

Sein eigenthümliches Verhältniss zur Amaurose, — dass er nicht alle Zeit und überall eine amaurotische Bedeutung habe, dass er aber doch eine viele Amaurosen begleitende, und von ihnen abhängige Erscheinung sei, so wie seine nähere Beziehung zu den einzelnen Arten der Amaurose, ist theils schon in dem bisherigen angedeutet worden, theils wird dasselbe bei der speciellen Betrachtung dieser letzten mehr entwickelt werden.

Noch näher als die Störungen der Augenlider- und Augapfelbewegungen beziehen sich die gestörten Irisbewegungen zur Amaurose.

Die Irisbewegungen sind nur bei sehr wenigen Amaurosen ganz normal. Es giebt zwar solche exceptionelle Fälle: allein sie kommen nur selten und bei gewissen eigenthümlich charakterisirten Arten der Amaurosen vor. Bei den gereizten Amaurosen sind die Irisbewegungen sehr lebhaft, mehr als im gesunden Zustande: — sie erfolgen sehr rasch, mit übergrosser Geschwindigkeit: und sie werden durch sehr geringen Wechsel und fast unmerkliche Abstufung im Grade der einwirkenden Lichttemperatur sollicitirt. Ja sie scheinen zuweilen von dieser gar nicht abzuhängen, und freiwillig ohne veränderte Lichteinwirkung statt zu finden. Sie gleichen den spontanen Irisbewegungen im Auge einiger Vögel, z. B. der Papageien u. s. f.; sie haben einen oscillirenden wahrhaft convulsivischen Character, und werden Hippus genannt. — Bei der torpiden Amaurose werden die Irisbewegungen träge: sie erfolgen langsam und in geringer Ausdehnung, nur bei starkem Wechsel der Lichttemperatur: — bei ihrer weniger greller Abstufung erfolgt sehr schwache Reaction der Regenbogenhaut: bei wirklich eingetretener Paralyse ist die Iris ganz bewegungslos: und der schnellste Uebergang vom dunklen zur blendenden Helle und umgekehrt, bringt nicht die mindeste Contraction oder Expansion derselben hervor. Die Iris ist ganz gelähmt: es ist Iridoplegie vorhanden. — Bei monolateraler vollkommener Amaurose provocirt die Lichteinwirkung auf das amaurotische Auge in diesem keine Irisbewegung, wohl aber, insofern die Iris desselben überhaupt noch beweglich ist, die Lichteinwirkung auf das zweite gesunde Auge. Umgekehrt ist diess natürlich nicht der Fall. Man kann hiedurch leicht das amaurotische Auge von dem gesunden unterscheiden, auch wenn ausserdem kein anderes objectives amaurotisches Symptom vorhanden sein sollte; — wo alsdann der Kranke zuweilen den Arzt auf die Probe stellt, und ihm errathen lässt, welches von beiden das amaurotische Auge sei. Man kann ebenso den amaurotischen Torpor der Regenbogenhaut von jenem bei Iritis unterscheiden, bei welchem die Lichteinwirkung auf das gesunde Auge ebenso wenig, ja noch weniger als die direkte auf das kranke, eine Regenbogenhautbewegung provocirt.

Die Irisbewegungen weichen in amaurotischen Zuständen vom Normal auch darin ab, dass die Zurückziehung derselben bei Pupillenerweiterung nicht gleichmässig nach allen Seiten, mehr in einer bestimmten Richtung als in der entgegengesetzten z. B. mehr nach oben und innen als nach unten und aussen statt findet.

Die Folge der Irisbewegungen ist die Verengung und die Erweiterung der Pupille. Da die Iris der Sphincter der Pupille ist, so entspricht die Coarctation des Sehloches der contractiven, ihre Dilatation der expansiven Irisbewegung: — beide aber sind active Bewegungen, so wie das Herz thätig ist nicht bloss im Momente der Systole, sondern auch in jenem der Diastole (der Zustand der Ruhe und Unthätigkeit des Herzens — im Tode — ist der mittlere zwischen Systole und Diastole seiner Höhlen) und wie die Sphincteren thätig sind nicht allein, wenn sie die Aperturen der Schläuche, deren Endigungen sie kreisförmig umgeben, verschliessen, sondern auch wenn sie dieselben eröffnen. Wenn auch die Iris nicht muskulös ist, was doch *Lidleton* (in *Bradley's med. and physical journal, Vol.* 36 *pag.* 89) nach genauen eigenen Untersuchungen behauptet, so besitzt sie doch Fasern, und zwar ringförmige in der innern, und längliche strahlenförmige in der äussern Zone. Jene bewirken die Verengerung der Pupille, diese durch ihre Verkürzung die Zurückziehung der Iris gegen das Ligamentum ciliare, und dadurch die Erweiterung der Pupille. Im mittleren Grössen-Verhältniss des Sehloches besteht eine gleichmässige und proportionelle Thätigkeit der länglichen und der Ringfasern. Erlangen die letzten das Uebergewicht, so verengt sich die Pupille. Ihre Erweiterung ist die Folge der prävalirenden Thätigkeit der ersten.

Die krankhaften Veränderungen, welche sich bei amaurotischen Zuständen an der Pupille ergeben, sind die andauernde Erweiterung (Mydriasis) oder Verengung derselben (Myosis), — ferner die Verwandlung ihrer kreisrunden in die eirunde Form, und zwar in das horizontalliegende oder vertical stehende Oval, — endlich ihre Divergenz aus der Mitte des Augapfels nach oben, unten, gegen den äussern oder innern Augenwinkel hin, wobei das Centrum der Pupille aufhört von der Augapfelaxe durchschnitten zu werden.

Die Mydriasis ist zwar nicht das einzige objective und Hauptsymptom der Amaurose, aus dessen Gegenwart oder Abwesenheit man das Vorhandensein oder Nichtvorhandensein des schwarzen Staares jedesmal zu erschliessen berechtigt wäre. Allein sie hat doch in Verbindung mit andern objectiven und subjectiven Zeichen eine grosse diagnostische Bedeutsamkeit. — Sie ist mit Bewegungslosigkeit der Iris verbunden, bei torpiden Amaurosen im bedeutenden Grade zugegen: — in der paralytischen Form findet nicht selten fast gänzliche Zurückziehung der Iris gegen das Strahlenband statt. Die Scheidewand zwischen beiden Augenkammern besteht kaum mehr, und von der Iris bleibt nur ein sehr schmaler Ring an ihrem Ciliarrande noch sichtbar.

Bei monolateraler Amaurose ist gewöhnlich die Grösse der Pupille auf beiden Augen ungleich: — meistens grösser auf dem amaurotischen. Diese Ungleichheit kömmt aber bei manchen Menschen für sich allein ohne Amaurose als natürlicher Bildungszustand vor. Eben so kann Mydriasis accidentalis in sehr bedeutendem Grade ohne Amaurose bestehen: z. B. nach der Instillation des Belladonna-Extractes, bei Verletzungen und krankhaften Affectionen des Nervus oculomotorius, des Trigeminus und Sympathicus. Hängt sie von dem Oculomotorius ab, so ist sie die directe Wirkung der Functionsstörung des wichtigsten, wenn auch nicht einzigen, Bewegungsnerven der Iris: sie wird daher von *Canstatt* die idiopathische genannt. Die vom Trigeminus ausgehende erklärt derselbe für die secundäre Wirkung einer in diesem Nerven bestehenden Reizung, welche in ihm zum Hirn fortgeleitet und von diesem in den Oculomotorius reflectirt werde. Aber als Reflexbewegung würde eher Myosis (heftiger motorischer Reflexionskrampf in der Iris) als Mydriasis (Iridoplegie) entstehen. Die letzte könnte bei Neuralgieen des Nervus trigeminus nie ursprünglich, sondern erst nach längere Zeit bestandener Myosis sich zeigen; was aber nicht der Fall ist, und selbst in den drei von *Canstatt* erzählten Krankheitsgeschichten sich nicht also verhält. Uebrigens ist es ganz erfahrungsgemäss, wenn derselbe behauptet, dass bei solchen Neuralgieen die Mydriasis keine nothwendige und constante Erscheinung sei. (Ich sah sie bei den heftigsten acuten und chronischen Neuralgieen des Frontalnerven fehlen). Aber auffallend bleibt es doch immer, dass bei demselben in keinem Stadio der Krankheit jemals Myosis ist beobachtet worden. — Anders verhält es sich mit der vom sympathischen Nerven ausgehenden Mydriasis: da der Ciliarknoten direckt zum Gangliensystem gehört: worüber unten ein mehreres. Die amaurotische Mydriasis unterscheidet sich von der nicht amaurotischen durch die bei jener stattfindende grosse

Beschränkung oder Abolition des Sehvermögens, da bei dieser nur eine Verwirrung des Sehens durch die übergrosse Menge von Lichtstrahlen, welche durch die zu sehr erweiterte Pupille in das innerste des Auges eindringen, stattfindet: welche Verwirrung oft, aber doch nicht immer, augenblicklich dadurch gehoben werden kann, dass man den Kranken durch das Sehrohr, dessen man sich zur Betrachtung gewisser Gemälde bedient, oder durch ein enges Loch in einer schwarzen Papierscheibe sehen lässt. Dass übrigens die Mydriasis, auch wenn sie ein wirklich amaurotisches Symptom, gleichzeitig mit der Amaurose und durch sie entstanden ist, doch in einer gewissen Unabhängigkeit von der Amaurose selbst steht, — zeigt sich darin, dass sie in diesem Falle, auch wenu die Amaurose geheilt wird, dennoch nicht selten noch längere Zeit fortdauert, ja manchmal für die ganze Lebenszeit bleibend und vorhanden ist.

Die Mydriasis kömmt in 3 auffallend von einander verschiedenen Formen vor. Die erweiterte Pupille ist nämlich entweder noch kreisrund, oder sie hat eine ovale Gestalt und zwar bildet sie entweder ein horizontal liegendes Oval, dessen grosse Axe in der Richtung vom äussern gegen den innern Augenwinkel geht, oder ein vertikal stehendes mit der grossen Axe von oben nach unten gerichtet. Das liegende Oval kömmt weit öfter als das senkrecht stehende vor; jenes ist bei gewissen Amaurosen, den glaucomatösen, den abdominalen constant.

Die Myosis zeigt sich bei gereizten, sowohl erethischen als subinflammatorischen Amaurosen: ohnehin gehört ihr höchster Grad unter den pathognomischen Zeichen der Dyctitis. Wenn sie bei einer torpiden oder gar paralytischen Amaurose vorkommt; so ist diess ein sicheres Zeichen, dass eine solche Amaurose früher gereizt war, und erst später torpid geworden ist. Bei der nach Dyctitis zurückgebliebenen paralytischen Form beweist ihre Gegenwart jedesmal und unfehlbar die eingetretene Exsudation und Gewebsveränderung der Retina.

Bei der Myosis ist wohl zu unterscheiden, ob sie mit vermehrter Mobilität oder mit Bewegungslosigkeit der Iris verbunden ist.

Nur die erste kann als irritatives Symptom gelten: die zweite gehört dem Torpor an und beweist, dass die länglichen Fasern ganz unthätig geworden sind. Wenn die Regenbogenhaut plötzlich in Unthätigkeit und Bewegungslosigkeit verfällt, so wird der gerade eben vorhandene Zustand der Pupille stereotyp, und wenn in diesem Momente Myosis bestand, so bleibt die Iris contrahirt, und die Pupille verengert.

Die amaurotische Myosis zeigt sich immer als einfache Verengerung mit Fortbestand der runden und kreisigen Gestalt.

Es ist leicht, die amaurotische Myosis von derjenigen zu unterscheiden, welche nach Iritis zurückgeblieben ist. Bei dieser ist die Pupille niemals bloss verengt, sondern auch immer winklich verzogen, ein Dreieck, Viereck, Vieleck bildend: die Farbenveränderung der Iris ist auffallender: und nicht leicht fehlt Exsudat an der vordern Fläche der Iris, und hinter der Pupille.

Wenn in amaurotischen Zuständen die verengerte Pupille sich wirklich verzogen zeigt, ist diess immer ein Beweis, dass die Amaurose nicht einfach, sondern mit Iritis complicirt ist oder war.

Wenn die Myosis weder amaurotisch noch von Iritis bedingt, sondern natürlich und angeboren ist, z. B. bei Leucaethiopie, so fehlt nie die Beweglichkeit der Traubenhaut, nie ganz die Photophobie und Nyctalopie.

Hippus, Bewegungslosigkeit der Iris, Mydriasis und Myosis sind amaurotische Symptome, welche nicht direkt vom optischen Nerven und von der Netzhaut, sondern vom Ciliarnervensystem abhängen. Denn dieses steht den Irisbewegungen allein unmittelbar vor. Der Ciliarknoten aber, von welchem die meisten Ciliarnerven herkommen, wird durch den Ciliarast des Nervus oculomotorius, durch den Ramus nasociliaris des Nervus ophthalmicus, welcher der erste Hauptast des Trigeminus ist, und durch eineu Faden des Nervus sympathicus gebildet. Durch jene beiden ersten hängt das Ciliarnervensystem mit dem Hirn, durch den letzten mit dem übrigen Eingeweiden, besonders mit jenen des Unterleibes zusammen; der Ciliarknoten und der Ohrknoten sind als die obersten und letzten Glieder der durch den ganzen Rumpf sich erstreckenden Ganglienkette zu betrachten. Darum entsteht krankhafte Veränderung in den Irisbewegungen und in der von diesen abhängigen Beschaffenheit der Pupille bei so vielen Cerebral- und Abdominalkrankheiten, und die letzten zeichnen sich besonders durch jene verhältnissmässig stärker hervortretenden Iris-Symptome aus. Sie entstehen bei ihnen auf direkte Weise, indem krankhafte Thätigkeiten von den Abdominalorganen durch die Ganglienkette zn dem Orbitalnervensystem hingeleitet werden, ohne dass hiebei der mit dem Gangliensystem direkt nicht verkehrende Sehnerve irgend eine vermittelnde Rolle spielt; — ja umgekehrt scheint bei Abdominalamaurosen die immer doch verhältnissmässig nur geringere Retinalaffection selbst mehr ein secundäres Leiden und ein Widerschein des die Priorität und selbst einen Primat behauptenden krankhaften Zustandes des Ciliarnervensystemes zu sein.

Daher hängen bei Abdominal-Amaurosen die bei ihnen immer mehr als bei andern über die eigentlich amaurotischen Erscheinungen vorherrschenden Irissymptome von der Amaurose selbst gar nicht ab, sondern mindestens gemeinschaftlich mit ihr von der Visceralkrankheit selbst, ohne dass die letzte die vermittelnde Ursache der ersten wäre. Daraus erklärt sich die Fortdauer der Mydriasis nach geheilter Amaurose.

Die Art und Weise aber, wie die Amaurose in andern Fällen die Iris-Symptome verursacht, ist die folgende. Wenn bei bilateraler vollkommener Amaurose (von der monolateralen kann hier nicht die Rede sein) die Netzhäute den Lichteindruck nicht mehr empfinden, oder wenn die Sehnerven das Leitungsvermögen für ihn verloren haben, so wird der Lichteindruck nicht mehr zum Hirn fortgepflanzt: es entsteht keine von diesem ausgehende Reflexbewegung mehr in den Nervus oculomotorius, und die Irisbewegungen soweit sie vom Lichteindruck abhängig sind, hören auf. Es giebt aber Irisbewegungen, welche nicht vom Lichteindruck abhängen: mechanische Reizungen und Verletzungen der Iris bringen augenblicklich Pupillarcontraction hervor: z. B. durch den Anstoss der Cataract an die Regenbogenhaut bei unzweckmässig ausgeführten oder nicht sogleich bei dem ersten Angriff gelingenden Reclinationsversuchen, — oder bei dem Andringen der cataractösen Linse gegen die Iris bei der Extraction, wobei jene gewaltsam durch die Pupille hindurchgezwängt wird, und die Regenbogenhaut grosse contundirende Gewaltthat erleidet, wenn sich die Pupille nicht (wie der Muttermund zum Durchgange des Kindskopfes) bereitwillig zur Durchlassung der Staarlinse öffnet, — was nur dann geschieht, wenn bei gehöriger Grösse des Hornhautschnittes und in gerader Richtung ausgeübten, sehr sanftem Drucke die Staarlinse mit nach vorne gerichtetem unterem Rande zuerst in die Pupille einschneidet. Bei dem noch frischen Vorfall der Regenbogenhaut aus durchdringenden Hornhautwunden bewirkte nicht selten gelinde Reibung der vordern Hemisphäre des Augapfel mittelst des herabgelassenen obern Augenlides eine günstige Retractionsbewegung der Iris: — ja diese letzte tritt bei der Anlegung des Hornhautschnittes zur Extraction, wenn nach abgelaufenem Humor aqueus die Iris sich vor die Schneide des Staarmessers gelegt hat, sogleich und sehr bereitwillig ein, wenn man mit der Fingerspitze das Centralfeld der Cornea berührt. — Irisbewegungen entstehen überhaupt nach Reizungen der Hornhaut, von welcher Art immer diese seien, z. B. bei ihrer Cauterisation, — ja nach Reizungen der Nasenschleimhaut, z. B. durch Sternutatoria, wobei ohne Zweifel der Nervus trigeminus vermöge seines Naso-Ciliarastes die vermittelnde Rolle spielt.

Solche und andere Irisbewegungen, die nicht vom Lichtreize abhängen, können auch in vollkommen amaurotischen Zuständen und nach ganz erloschener Lichtempfindung noch fortdauern: übrigens kann auch bei erloschener Lichtempfindung auch ein Lichteindruck auf die Netzhaut stattfinden, und dieser zum Hirn geleitet Reflexbewegung im Nervus oculomotorius und im Ciliarnervensystem veranlassen.

Vermehrte Beweglichkeit der Iris und Myosis sind in der Regel Wirkungen einer im Ciliarnervensystem bestehenden Reizung. Ihre Bewegungslosigkeit und Mydriasis sind Folgen der vollkommenen oder unvollkommenen Paralyse dieses Nervensystems. Bei der ovalen Mydriasis ist die Paralyse unter den Ciliarnerven, welche einander paralell laufend in allen Richtungen zum Ciliarkörper hingehen, ungleich vertheilt. Jene, welche von der Seite der beiden Augenwinkel herkommen, scheinen öfter und in höherem Grade paralysirt zu werden, als die oben und unten verlaufenden: daher die grössere Frequenz der horizontal-ovalen Mydriasis. Den gleichen Grund hat auch die nur einseitige, oder einseitig grössere Erweiterung der Pupille bei noch vorhandenen Irisbewegungen: — und die Dislocation der andauernd erweiterten Pupille, — gewöhnlich in der Richtung nach oben und innen. Es sind hier nur einzelne Ciliarnerven in grösserer oder geringerer Anzahl paralysirt. Dieselbe Erscheinung, nämlich einseitige Pupillenerweiterung bemerkt man auch, wenn einer oder zwei Ciliarnerven verletzt, durchstochen sind.

Das letzte amaurotische Irissymptom ist das bei Mydriasis nicht selten vorkommende Ectropium uveae; wobei die eigentliche Iris zurückgezogen, die Uvea gewissermassen expandirt, und am Pupillarrande nach aussen umgestülpt, daher in einiger Breite sichtbar geworden ist. Da die Regenbogenhaut aus zwei Platten besteht, deren untere die Traubenhaut ist, und welche nur durch Zellengewebe unter sich verbunden sind, so kann gleichzeitige Verkürzung des einen und Verlängerung der andern stattfinden, mit Austülpung des Pupillarrandes, in welchem beide zusammenstossen. Das anatomische Verhältniss beider Irisplatten ist ganz jenen der beiden Palpebralplatten (der äussern und innern Augenlidhaut) und jenen der beiden Präputialplatten correlativ. Daher habe ich jener Erscheinung den Namen Ectropium uveae beigelegt. Dieses Ectropium entsteht immer bei venösen Infarkt der Regenbogenhaut, welcher in deren hinterer oder unterer Platte in überwiegendem Grade hervorzutreten pflegt.

Mit dem Bisherigen schliesse ich die Symptomatologie der Amaurose, nachdem ich den Versuch gemacht habe die pathognomonische Bedeutung nicht bloss eines oder des andern, sondern jedes subjectiven und objectiven amaurotischen Symptomes zu entwickeln. Ist dieser Versuch gelungen, so muss sich die aufgestellte Symptomatologie der Amaurose auch als Grundlage der Nosologie und Therapie derselben bewähren: und ob dem also sei, möge sich aus dem nun folgenden ergeben. Ich will die Nosologie auf die Symptomatologie, und die Therapie auf die Nosologie gründen.

Kapitel II.

Nosologie der Amaurose.

Unter Nosologie wird hier, wie früher vor der in neuerer Zeit eingetretenen Sprachverwirrung üblich war, derjenige Theil der Pathologie verstanden, welcher von den Gattungen und Arten der Krankheiten handelt, und in welchem die systematische Aufstellung der einzelnen Krankheitsformen beabsichtiget wird. Da die Amauroseologie die Monographie sämmtlicher Krankheiten der Retina und des gesammten vital-optischen Apparates ist, oder werden soll; so lässt sich auch nach dem schon bisher in der Symptomatologie vorgebrachten zum voraus eine ungemein grosse Mannigfaltigkeit der einzelnen Formen des schwarzen Staares vermuthen, und es ist daher im Interesse der Wissenschaft und der Praxis, zur gegenseitigen Verständigung rationaler Aerzte unter sich, um in jenes scheinbare Chaos Licht und Ordnung zu bringen, eine verständige Wahl und architectonische Aufstellung passender Classificationsprincipien erforderlich: — wobei wie oben in der Einleitung ausgesprochen wurde, auf ein natürliches System vorerst noch Verzicht geleistet, und nur ein, sich diesem möglichst annäherendes künstliches System beabsichtiget wird. Als Eintheilungsprincipien machen sich geltend: — die quantitative

Grösse

Grösse, die qualitative Differenz, die causale Relation, und die sich hieraus ergebende eigenthümliche Modalität der verschiedenen Formen der Amaurose. — Wird bei der Amaurose die Quantität, der Grad der Heftigkeit der Krankheit, als Eintheilungsgrund angenommen, so kann dieselbe eingetheilt werden in die unvollkommene, Amaurosis imperfecta — bei welcher das Sehvermögen nur beschränkt — und die vollkommene, Amaurosis perfecta, bei welcher dasselbe ganz aufgehoben, abolirt ist.

Beide, sowohl die unvollkommene, als die vollkommene Amaurose haben jede wieder zwei Untergrade. Diese sind bei der ersten die amaurotische Amblyopie, Amblyopica amaurotica, und die eigentliche unvollkommene Amaurose, Amaurosis imperfecta proprie sic dicta. Bei der vollkommenen Amaurose wird der höchste Grad der Entwicklung der Krankheit die absolute Amaurose, Amaurosis absoluta genannt.

Es giebt daher vier gradual verschiedene Arten der Krankheit.

1. Amblyopia amaurotica.
2. Amaurosis imperfecta.
3. Amaurosis perfecta.
4. Amaurosis absoluta.

Oder vielmehr eine und dieselbe sich stets selbst gleiche Krankheit bildet sich in ihrer gradualen Entwicklung durch dieses viergliederige Schema hindurch.

Bei amaurotischer Amblyopie sind von den amaurotischen Symptomen, wie sie oben angegeben wurden nur wenige und sie sind in geringerem Grade vorhanden, nämlich die Amblyopie selbst, von welcher als dem wichtigsten und vorherrschendem Symptom der Krankheitsgrad selbst seine Benennung erhält, ferner einige Vitia visus, aber nur die geringeren und weniger bedeutenden, z. B. Myodesopsie, ausserdem als mehr zufällige und inconstante Symptome Photophobie und die oben erörterten Affectionen der Cynaestesie. Bei Amaurosis imperfecta sind die amaurotischen Symptome in grösserer Anzahl und in höherem Grade der Entwicklung vorhanden. Bei ihr sieht der Kranke (der Halbblinde, gewöhnlich auch schon blind genannte) zu gewissen Zeiten und unter gewissen (sehr veränderlichen) Bedingungen noch Gegenstände einer gewissen Art, aber auch diese unvollkommen, und mehr undeutlich. Andere Gegenstände zu andern Zeiten und unter veränderten Bedingungen, sieht er theils noch undeutlicher, unbestimmter, schlechter, theils gar nicht mehr. Sie ist der eigentliche Schauplatz der Gesichtstäuschungen. Alle Arten der Vitia visus kommen bei ihr als Hauptsymptome vor. Manche, und zwar gerade die Bedenklichsten wie die meisten Scotome, Diplopia monocularis, Hemiopia &c. sind nur ihr ausschliessend eigen.

Amaurosis perfecta ist derjenige krankhafte Zustand, in welchem der Kranke die sichtbaren Gegenstände gar nicht mehr sieht, aber noch Licht und Dunkelheit unterscheidet.

Wenn er nebenbei auch keine Lichtempfindung mehr hat, so wird der Zustand Amaurosis absoluta genannt.

Die Amaurose beginnt gewöhnlich als amaurotische Amblyopie, sie wird allmählig fortschreitend, Amaurosis imperfecta, — endet als perfecta, zuletzt als absoluta. Sie kann aber, ohne als amaurotische Amblyopie entstanden, und ohne eine Zeitlang Amaurosis imperfecta gewesen zu sein, sogleich als perfecta, selbst als absoluta auftreten; — in diesem Falle wird sie Apoplexia retinae fulminans genannt. Oder es zeigt sich Anfangs

Amaurosis imperfecta, ohne durch das amblyopische Stadium hindurch gegangen zu sein. Bei manchen Kranken bleibt die Amaurosis immer imperfecta, ohne jemals perfecta zu werden; oder sie behalten bei Amaurosis perfecta doch Zeitlebens Lichtperception. Die Amaurose wird niemals absolut.

Auch kann Amblyopia amaurotica lange Zeit, ja für das ganze Leben, als solche bestehen, ohne sich weiter auszubilden und ohne in höhere Stadien fortzuschreiten. Eine solche (amaurotische) Amblyopie unterscheidet sich von einer nicht amaurotischen, wie zum Theil schon oben bei der Betrachtung der Amblyopie als eines amaurotischen Symptoms bemerkt wurde, dadurch, dass:

1. die letzte gewöhnlich angeboren, mit einem gewissen, wenn auch geringen Grade von Microphthalmos, oder mit einem andern angebornen Bildungsfehler des Augapfels verbunden ist.

2. dass dieselbe mit dem Grade der Entwickelung des Augapfels &c. in einem adäquaten Verhältniss steht.

3. dass sie ganz stationär, stets unveränderlich, ohne alle, auch leise Phasen von Exacerbation und Remission fortbesteht.

4. dass bei derselben nie Vitia visus vorhanden sind, welche bei der wirklich amaurotischen nicht leicht ganz fehlen können.

Die Amaurose kann zweitens eingetheilt werden nach ihrem qualitativen Charakter. In dieser Beziehung unterscheide ich:

1. Die erethische.
2. Die congestive.
3. Die entzündliche.
4. Die torpide.
5. Die paralytische Amaurose.

Bei der ersten ist Erethismus, einfach gereizter

Zustand der Netzhaut &c., bei der zweiten Hyperemie derselben, bei der dritten Dyctitis, bei der vierten und fünften Torpor oder Paralysis retinae vorhanden.

Diese Benennungen werden hier in der unter den rationalen Aerzten recipirten Bedeutung gebraucht; und bezüglich auf den Erethismus ist besonders zu bemerken, dass derselbe einen Zustand von Reizung bezeichnet, welcher von überwiegender Innervation abhängt, und welchem keine adaequaten Veränderungen in der Substanz und in den materiellen Attributionen derselben entsprechen. Am klarsten und sinnigsten hat sich hierüber *Astl. Cooper* in den lectures of Surgery &c. im erstem Capitel, welches Irritation überschrieben ist, ausgesprochen. In diesem Sinne gebrauche ich den Ausdruck.

Die Vollständigkeit dieses fünfgliederigen Schema zeigt sich darin, dass erstens diese fünf Krankheitscharactere unter sich jeder einzelne von jedem andern, wesentlich verschieden sind, zweitens, dass kein amaurotischer Krankheitszustand besteht, welcher nicht einen oder den andern dieser Krankheitscharactere deutlich aufgeprägt an sich trüge: und drittens dass es ausser denselben keinen weitern und sechsten Krankheitscharakter giebt, welcher von jenen fünfen wesentlich verschieden, die eigenthümliche Signatur eines jemals vorkommenden amaurotischen Zustandes bildete. Es ist jedoch hiebei das Folgende zu bemerken.

Einige Amaurosen behaupten durch ihre ganze Verlaufszeit immer einen und denselben und zwar einen einfachen Krankheitscharacter; z. B. sie sind und bleiben stets einfach erethisch oder congestiv, entzündlich oder torpid. Für andere dagegen bestimmt das fünfgliederige Schema die regelmässige Aufeinanderfolge der einzelnen Krankheitsstadien. Sie beginnen einfach erethisch, werden bald congestiv, und es entsteht acute oder chronische Netzhaut-Entzündung. Im Verhältniss als sich Entzündungsausgänge, Exsudationen, bleibende Gefässerweiterungen, Hypertrophieen, Verdickungen, Gewebsveränderungen der Retina bilden, entwickeln sich die Phenomene des Torpor, welcher sich zuletzt zur Paralyse steigert, und in dieser vollendet; wo alsdann Atrophie der Netzhaut bis zur partiellen Resorptiön das endliche correlative Bildungs-Ergebniss ist.

Bei wieder andern Amaurosen regelt sich der Krankheitsverlauf nicht nach dem fünfgliederigen Schema. Sie beginnen nicht mit einfachem Erethismus, — sie sind sogleich anfänglich congestiv: — oder sie beginnen sogleich mit Netzhautentzündung — oder sogleich mit Torpor, selbst mit plötzlich eintretender Paralyse; (Apoplexia retinae). Der Torpor kann langsam ohne vorausgegangene Reizung und Congestionirung, daher auch ohne pseudoplastische Veränderungen, entstehen. Wieder andere Amaurosen überspringen nicht selten eines oder mehrere Reihenglieder. Die congestive Form kann sogleich und unmittelbar, ohne dazwischenliegendes Entzündungsstadium in die torpide und paralytische Form übergehen.

Daher zeigen nicht nur einzelne Amaurosen einen verschiedenen Krankheitscharacter: — sondern der Character der Krankheit wechselt in einem und demselben Krankheitsfalle nach Verschiedenheit der Zeit und des Stadii; — und er ist bald einfach, bald zusammengesetzt: z. B. erethisch-congestiv, — congestiv-entzündlich, — congestiv-torpid, — entzündlich paralytisch.

Bei den drei ersten Reihengliedern des fünfgliederigen Schemas äussern sich mehr positive active, — bei den zwei letzten mehr negative passive Symptome, auch entspricht einigermassen die qualitativ-bestimmte Succession der Formen der quantitativen Gradation; nämlich die reine erethische Form hält sich lange Zeit, oft für immer auf der untersten Stufe, auf jener der amaurotischen Amblyopie, ohne diese jemals zu überschreiten, — die congestive ist schon mehr geneigt, als Amaurosis imperfecta aufzutreten; die entzündliche Form ist immer, wenigstens transitorisch Amaurosis imperfecta, mit der entschiedenen Tendenz zur perfecta, im Verhältniss als nicht Resolution an der Entzündung, sondern andere ungünstigere Ausgänge derselben erfolgen. Die torpide geht gewöhnlich langsam oder schnell in Amaurosis perfecta über: — und die paralytische endet immer mit Amaurosis absoluta.

Ich will nun die drei Formen der Amaurose, jede insbesonders betrachten.

Die erethische Amaurose, auch die nervöse, nervös irritative, die gereizte, hysterische genannt, — kömmt in zwei Graden vor: deren ersten ich die erethische Amblyopie, den zweiten die erethische Amaurose im engern Sinne des Wortes benenne.

Diese Unterscheidung ist in so ferne wichtig, als die erste von der zweiten zwar nur im Grade der Heftigkeit verschieden, dennoch selbstständig für sich besteht, auf andere Weise, als diese sich bildet, nicht nothwendig in sie übergeht, so wie die letzte auch ohne vorausgegangene erste nicht selten plötzlich auftritt.

Die erethische Amblyopie kommt sehr häufig vor, aber fast niemals bei Landleuten und Arbeitern, sondern als Folge und Wirkung der Hyperopsie bei Menschen, welche ihre Augen sehr angestrengt haben: daher bei Gelehrten, Geschäftsmännern, Künstlern, Zeichnern, Malern, besonders Glas-, Porcellan- und Miniatur-Malern, (weniger bei Landschaftsmalern) Kupferstechern, bei einigen Handwerkern, besonders Uhrmachern, Graveurs, Näherinnen, Stickerinnen, (besonders bei dem Perlen-, Gold- und Silbersticken) bei Riemern, Sattlern, Handschuhmachern, Schneidern und

Schuhmachern, welche letztere unter allen Professionisten am meisten und öftesten, wegen der üblichen Beleuchtung durch Glaskugeln, weit mehr als Schneider &c. daran leiden. Besonders wenn die Augen bei nächtlicher unzureichender und schlechter Beleuchtung Jahre hindurch sehr angestrengt werden, entsteht jedesmal unvermeidlich, früher oder später diese Amblyopie. Missbrauch zu scharfer, der Sehweite nicht angemessener, besonders concaver aber auch convexer Augengläser, ist eine nicht selten vorkommende Ursache ihrer Entstehung. Man findet sie besonders bei Menschen von sensiblem Temperamente, von schwächerer Körperconstitution, von grosser Mobilität des Nervensystemes bei Muskelschwachen, und bei solchen, welche in eingeschlossener und verdorbener Luft eine sitzende Lebensart führen.

Hagere, schlankaufgewachsene, blondhaarige, blauäugige, und Individuen von weicher, weisser, glänzender fast durchsichtiger Beschaffenheit der Haut, sind ihr vorzugsweise unterworfen. Eben so Menschen, die derjenigen Schutzmittel ganz oder grossentheils entbehren, welche die Natur gegen die relativ zu heftige Lichteinwirkung im Vorsprung des Oberaugenhöhlenbogens, in den Augenbraunen und Augenlidern, in den Cilien, in der Iris, deren Sehloch sich im Verhältniss der Lichtstärke verengert, und im schwarzen Pigment &c. verliehen hat: — daher Menschen mit Klotz-Augen, Colobom der Augenlider, Lagophthalmos, Ectropium, Alopecie der Cilien, mit Mydriasis, angeborenem oder zufällig entstandenem Colobom der Regenbogenhaut, Irideremie, wahrem Pigmentmangel.

Anhaltender Kummer, trübseelige Gemüthsstimmung, vieles Weinen, Onanie, übermässige Befriedigung des Geschlechtstriebes, chronischer Harnröhrentripper, noch mehr habituelle, langwierige und inveterirte Leucorrhoe tragen zur Entstehung derselben nicht Weniges bei. Sie bleibt nicht selten nach gewissen Augenentzündungen, z. B. der scrophulösen, und noch weit öfterer nach der Aegyptischen, Jahre lang zurück. Sie bildet sich nach zu schnell auf einander folgenden Wochenbetten, besonders bei allzujungen Frauen, nach gestörten Puerperalcrisen, nach und bei convulsivischen und spasmodischen, besonders hysterischen Krankheiten, nach dem Veitstanze; — und sie steht mit chronischen Krankheiten des äussern dermatischen Systemes, des Fruchthälters, des Mastdarmes, anderer Unterleibs- und besonders der Beckenorgane in sehr vielfachem und ausgedehntem ursächlichem Zusammenhang.

Obgleich gemäss dieser ätiologen Exposition die Anzahl der die erethische Amblyopie hervorbringenden ursächlichen Momente sehr gross und ausgedehnt zu sein scheint, so giebt es, da die bisher betrachteten fast insgesammt mehr als disponirende Momente zu betrachten sind, — doch nur Eine wahrhaft hervorbringende Ursache derselben, welche sich standhaft in allen concreten Krankheitsfällen wiederholt: und überall eine und dieselbe ist; — und diese ist die Hyperopsie, und die unangemessene Lichteinwirkung. Bei den meisten oben angeführten Berufs- und Professionsarbeiten, wird dem menschlichen Auge eine Anstrengung zugemuthet, welcher dasselbe nicht gewachsen ist, und welcher es endlich unterliegen muss. Ich habe mich hierüber schon früher im Journ. für Chir. und Augenh. Bd. 29 Heft 1 aphoristisch ausgesprochen, und da dieser höchst wichtige Gegenstand nicht oft und eindringlich genug erörtert werden kann, ich auch nicht im Stande bin, etwas Anderes und Besseres über denselben vorzutragen; so erlaube ich mir des wissenschaftlichen Zusammenhanges wegen, hier eine textuelle

Wiederholung. Das menschliche Auge ist so wenig, als irgend ein Thierauge von der Natur zu einer immerwährend fortgesetzten Anstrengung, wie diese bei dem Lesen, Schreiben, bei feinen Handarbeiten, bei microscopischen Untersuchungen &c. statt findet, construirt, und mit der hiezu nöthigen Sehkraft ausgestattet. Alle dergleichen auf menschlichen Erfindungen, conventionellen Verhältnissen und willkührlich gemachten Einrichtungen beruhende Anstrengungen hat die Natur bei der Hervorbringung und Austattung des menschlichen Auges vergessen, und nicht in Anschlag gebracht. Ebenso wenig sind in ihre Berechnungen die künstliche Verlängerung des Tages durch Kerzenlicht, die späte, bis tief in die Nacht hinein fortgesetzte Lucubration, sei es im blendend erleuchteten Salon, beim Gelag und Spiel, odor bei ernster Geistes- oder Fabrik-Arbeit aufgenommen. Jede künstliche Beleuchtung ist an und für sich widernatürlich, und für das gesundeste Auge belästigend. Ihre schädlichen Eigenschaften vermehren sich im Verhältniss, als sie dem Tageslicht unähnlicher ist: und diese schädlichen Eigenschaften können nur dadurch einigermassen gemindert werden, dass die künstliche Beleuchfung dem Tageslicht und der Art seiner Ausbreitung in etwas verähnlichet wird. Das Tageslicht kommt von oben, geht von einem in der grössten Höhe über unserm Scheitel selbst leuchtenden Körper aus. Auch bei der künstlichen Beleuchtung soll der lichtausstrahlende Körper sich wenigstens über der horizontalen Ebene der Augen befinden. Wegen der grossen Entfernung des selbstleuchtenden Körpers und der damit im Verhältniss stehenden sehr grossen Divergenz der Sonnenstrahlen, ist die Verbreitung des Tageslichtes beinahe gleichmässig, sie bilden ein durch den ganzen Luftkreis ausgespanntes Strahlennetz, fast ohne (dunkle) Zwischenräume. Da bei der künstlichen Beleuchtung jene Entfernung immer unendlich geringer ist, so kann eine nur einigermassen gleiche Lichtverbreitung einzig durch die Vervielfachung der Flammenkegel der brennenden Kerzen &c. erzielt werden. Die schädliche Eigenschaft der Lichtreflexe steht nicht allein im Verhältniss der Concentration der Strahlen. — Reflectirtes Licht hat etwas an und für sich Feindliches für das Auge. Salons und Wohnzimmer, welche mit Licht reflectirenden Gegenständen aller Art angefüllt sind, in welchen sich viele Wandspiegel, glänzendes Parquet, hellfarbige, vielfarbige Tapeten, mit grellen sich nicht entsprechenden Localfarben, Wand-Vergoldungen, goldenen Rahmen von Gemälden u. s. f. befinden, sind wahre Folterkammern schon für gesunde, noch mehr für empfindliche, krankhaft reizbare und schon leidende Augen. Viele Schreibstuben, Bureau's, Comptoir's, Lese-Cabinette, Museen in Erziehungs-Instituten, Hörsäle in Universitäts-Gebäuden u. s. f. sind vermöge ihrer Dunkelheit, Exposition nach der Himmelsgegend, vermöge der Anlage der Fensteröffnungen, der Nähe Licht reflectirender Nebengebäude, Wasserspiegel u. s. f. besonders aber durch schlechte abendliche und nächtliche Lampen-Beleuchtung wahre Mördergruben für Augen von der oben angegebenen Beschaffenheit. — Nirgenswo wird selbst bei der neuen Anlage oder Erbauung von Büreaus, oder Hörsälen auch nur die geringste Rücksicht auf die Schonung der Augen derjenigen genommen, welche in grösserer Anzahl darin viele Stunden des Tags und der Nacht anstrengend arbeiten sollen. Zuletzt und zum Ueberfluss hat noch jeder Nachbar das Recht, durch willkührliche und nirgend polizeilich geregelte Betünchung und Bemalung seines Hauses langsam aber anhaltend wirkendes Augengift seinem Nachbar, sobald dieser seine Fensterladen aufthut, zuzusenden. Wenn nun in jenen Ständen und Lebensverhältnissen, in welchen dergleichen Anstrengungen unvermeidlich und die Augen den angeführten schädlichen Einwirkungen fortwährend ausgesetzt sind, an und für sich schon eine Ueberbürdung statt findet, welcher auch ein gesundes und starkes Auge in der Regel und für die Dauer nicht gewachsen ist, so begreift man wohl, warum sehr viele Menschen in jenen Ständen und Lebensverhältnissen schon ehe sie das dreissigste Lebensjahr erreichen, ihre Sehkraft grösstentheils aufgezehrt haben, und an reizbarer Augenschwäche leiden. Solches fängt bei der jetzt eingeführten Erziehungs- und Unterrichts-Methode auch schon bei Jünglingen und Knaben der Fall zu sein an.

Eine relativ zu heftige Lichteinwirkung findet auch bei Menschen statt, welche ohne übrigens bedeutende Hyperopsie, am offenen Feuer, bei nicht gedeckter Flamme arbeiten, bei Schmieden, Schlossern, Instrumentenmachern, Köchen, Bäckern, bei den Arbeitern in Glashütten, Schmelzwerken, Hochöfen, am Feuerheerd der Dampfmaschinen, — bei welchen neben der zu heftigen Lichteinwirkung auch die heisse Luft, und die strahlende Wärme, denen der ganze Körper überhaupt, und die Augengegend insbesondere anhaltend oder auch unterbrochen bei noch schädlicherem unvermeidlichen öfteren Temperaturwechsel ausgesetzt ist, zur Erzeugung der erethischen Amblyopie wesentlich beiträgt. Das Kamin-Feuer mit seinem zum öftern, ja beständigen Hineinsehen, besonders bei dumpfbrütender Gedankenlosigkeit verlockendem Glanze, — welches übrigens die roheste Art und unterste Entwicklungsstufe des Apparates zur künstlichen Erwärmung der Wohnzimmer darstellt, — verdirbt auf ähnliche Weise die Augen in den höheren Ständen, besonders in Frankreich und England.

Die Krankheit hat nur wenige subjective und noch wenigere objective Symptome. Unter jene gehört die Amblyopie, die Photophobie und als characteristisches Symptom die Unverträglichkeit jeder auch geringer und nur kurze Zeit fortgesetzter Anstrengung der Augen. Bei jedem Versuche hiezu versagen sie schon nach einer halben Stunde oder in noch kürzerer Zeit ihren Dienst: bei dem Lesen verwirren sich die Buchstaben und die Gegenstände gerathen in scheinbar zitternde und oscillirende Bewegung: es entsteht stechender und brennender Schmerz im Auge, das Sandkörnergefühl: es werden als Folge der Reizung einzelne Bindehautgefässe injicirt, und das Auge wird lästig trokken, oder wenige Thränentropfen zeigen sich im innern Canthus und am untern Palpebralrande. Ausserdem ist das Auge, wenn es nicht angestrengt und nicht gereizt wird, schmerzfrei. Ebenso ist nie Kopfschmerz vorhanden, es müsste denn Hemikranie und neuralgischer Kopfschmerz sein. Ueberhaupt befindet sich der Kranke wohl und hat über nichts sehr Erhebliches zu klagen, wenn er nur seine Augen ruhen lassen kann. Er sieht die gewöhnlichen, grösseren, ihn umgebenden Gegenstände gut, richtig, fehlerfrei, und für den Haus-Bedarf hinreichend. Oefters aber schimmert, vielmehr flimmert es ihm vor den Augen, und er hat vor denselben einen Schein von hellen Farben, weiss, gelb, höchstens hellblau, nie roth, purpur, violet oder grün. Feurige Augentäuschungen sind gewöhnlich nicht oder doch nur im geringsten Grade und nur an dunkeln Orten vorhanden: — sie beschränken sich auf das Funkensehen, höchstens auf die Erscheinung von zackigen Blitzen: nie schweben ihm Feuerkugeln vor. Nie ist Mydriasis vorhanden: zuweilen ein geringer Grad von Myosis: — nie Iridoplegie, zuweilen allzulebhafte Irisbewegungen: weit öfter krampfhaftes Blinzeln, Nystagmus: besonders bei heftiger Lichteinwirkung. Xerophthalmus wechselt mit Lacrimation. Zuweilen zeigt sich Ophthalmodynie, ein wahrer Tic douloureux des Auges. Die Krankheitserscheinungen zeigen Exacerbationen, und Remissionen, selbst Intermissionen, ohne wahrnehmbare corresspondirende Ursachen: die Krankheit ist sehr stationär, bleibt Jahre und Jahrzehnte hindurch auf Amblyopie beschränkt, und der Kranke hat nicht leicht Erblindung zu fürchten. Aber sie ist äusserst schwer heilbar: besonders bei fortdauerndem Bestande der Ursachen ihrer ersten Entstehung; und da diese ohne gänzliche Veränderung der Lebensart und der Geschäftsverhältnisse gewöhnlich nicht beseitigt werden können; so bleiben die meisten Kranken ungeheilt; und sie bestürmen täglich den Arzt mit sich immer auf einerlei Weise wiederholenden Klagen.

Die erethische Amaurose entsteht bei gleicher Körperbeschaffenheit durch gleiche schädliche Einwirkungen, wenn jene in ausgezeichnetem Grade vorhanden ist, und diese plötzlich und im höheren Grade fulminirend einwirken: — besonders wenn schon seit längerer Zeit erethische Amblyopie vorausgegangen ist. Aber nicht leicht geht diese für sich selbst mit der Zeit durch stetige unmerkliche Progression in Amaurose über: sondern es bedarf hiezu einer neu hinzutretenden gewaltsamen Gelegenheitsursache. Diese aber vermag auch durch sich allein und ohne vorausbestandene Amblyopie bei gegebener Prädisposition, die Amaurose hervorzurufen.

Bei der erethischen Amaurose finden sich alle Symptome der erethischen Amblyopie, aber in verstärktem Grade, und zu ihnen kommt noch die grösste Beschränkung und eine äusserst fehlerhafte Beschaffenheit des Sehens, zuletzt manchmal totale Erblindung hinzu. Die Photophobie ist äusserst gross, und dauert, was characteristisch ist, auch nach schon ganz erloschener Lichtempfindung noch fort. Die Scotome sind von der hellen Art. Die Gutta serena kommt nur bei der erethischen Amaurose vor. Es zeigen sich die sonderbarsten, wahrhaft träumerischen Gestalten. Der Kranke sieht öfters ein Netz oder ein Gitter, zuweilen einen lichten Nebel vor dem Auge, nie eine dunkle Wolke. Nie ist Achromatopsie, öfters aber Diplopie und Polyopie, Micropsie, Visus interruptus, evanidus zugegen. Die Photopsie fehlt oft ganz, oder geht wenigstens nicht über den bei der erethischen Amblyopie angegebenen Grad hinaus. Wenn das Sehvermögen schon sehr abgenommen hat, sieht der Kranke dunklere Gegenstände noch besser als hellere, — glänzende am schlechtesten; — er sieht besser bei schwächerer Erleuchtung — schlechter bei vollem Lichtglanze, daher besser und überhaupt am Besten des Abends: am schlechtesten des Morgens kurze Zeit nach dem Erwachen, oder auch im vollen Glanze der Mitsagssonne. Die Krankheit beginnt nicht selten als ausgebildete Nyctalopie und sie zeigt und behält, auch wenn diess nicht geradezu der Fall war, durch ihre ganze Verlaufszeit etwas vom dem nyctalopen Charakter. Dem Kranken scheinen die Gegenstände entfernter zu liegen, als sie wirklich gestellt sind. Kopfschmerzen fehlen oft ganz, sind nie anhaltend und sehr heftig; sie zeigen, wenn sie vorhanden sind den eigenthümlichen neuralgischen Character. Die psychische Stimmung ist äusserst reizbar, aufgeregt, und veränderlich. Nach gänzlicher Erblindung finden besonders bei dieser Amaurose noch lange Zeit Gesichtsträume statt, und das innere Sehen des Erblindeten kommt bei ihr am öftestsen vor. Die Krankheit ist oft sogleich bei ihrer Entstehung bilateral. Wenn sie monolateral auftritt, so bleibt sie diess oft für immer. In diesem Falle besonders findet nicht selten Verstärkung der Sehkraft des zweiten gesund gebliebenen Auges, und nach der bilateralen totalen Schärfung anderer Sinnesorgane statt. Die Kranken sind intelligent und zartfühlend. Die erethische Amaurose kann nie simulirt werden.

Die objectiven Symptome sind bei ihr in geringerem Grade, als bei jeder andern Amaurose vorhanden. Die Haltung und der Gang des Kranken ist nicht amaurotisch, vielmehr unsicher, ängstlich und scheu. Das Auge ist glänzend, hat Blick — aber einen falschen. Oefters ist Nystagmus, nie Blepharoplegie, öfters activer Strabismus, gewöhnlich binocularer, nie monolaterarer paralytischer, öfters Myosis, Hippus, nie Mydriasis oder Iridoplegie bemerkbar. Die Farbe der Iris verändert sich sehr spät und wenig. Sie wird nicht dunkler, eher heller und wie abgebleicht. Rauchige Trübheit bemerkt man oft im tiefen Augengrunde, aber nie eine sehr gesättigte, — nie die glaucomatöse, auch selten die opalisirende, und diese nur dann, wenn mit der Zeit ein atrophischer Zustand, eine Krankheit der Ernährung zu der ursprünglich reinen Neurose hinzugekommen ist. In der reinen Form zeigt sich keine Gefässerweiterung. Der Augapfel fühlt sich weich wie im gesunden Zustande, öfters sogar noch weicher, nie hart, prall und gespannt an.

Die congestive Amaurose kommt sehr häufig vor. In reinen und in gemischten Formen ist sie wohl die gewöhnlichste unter allen Amaurosen. Diesen, auch der erethischen mischt sich sehr leicht etwas congestives bei. — Zu ihr sind besonders Menschen von cholerischem oder Visceraltemperamente in den mittleren Lebensjahren, bei überwiegender Venosität, Abdominalplethora, einer gewissen Obesität, mit stark entwickeltem Kopf und Bauch, kurzem Hals und Thorax, mit dunkelgefärbten, braunen, schwarzbraunen Augen, ähnlich gefärbten Haaren disponirt. Bei solchen Menschen nimmt eine Amaurose, welche bei sensibler Constitution &c. rein erethisch geblieben wäre, sogleich einen gemischten Character, den erethisch-congestiven, an. Bei ihnen ist die Blutvertheilung an die einzelnen Organe immer mehr oder weniger unregelmässig, und diejenigen Organe werden congestionirt, welche vermöge ihrer prädynamischen Entwicklung, oder stärkeren Erregung und angestrengteren Funktion, vorzugsweise eine vermehrte Anziehung gegen das Blut ausüben. Natürliche oder auch krankhafte periodische spontane Blutentleerungen sind die Crisen der sich nach Zeittypen wiederholenden Gefässüberfüllungen und Kreislaufstockungen. Vor dem Eintritte dieser Blutungen ist die Hyperaemie und die von ihr herrührende Beschwerde immer sehr gross. Wenn nun diese natürlichen oder krankhaft habituellen Blutungen ausbleiben, oder unterdrückt werden, so erreicht der Congestiv-Zustand im leidenden Organe und in allen Organen derselben Körperregion allmählig den höchsten Grad. Das Auge aber participirt an allen gegen den Kopf äussern oder innern Carotiden-Systeme gerichteten Congestionen, besonders, wenn diese mit Unfreiheit des Blutlaufes im Unterleib, in den untern Körpertheilen überhaupt, besonders in den Bauchgliedern verbunden sind.

Daher sind alle durch Unterdrückung solcher Blutungen, durch stockende Epistaxis, durch Amenorrhoe, Haemorrhoidalsuppression &c. bedingte Amaurosen wesentlich congestiv. Aber auch andere Suppressionskrankheiten, die Hemmung einzelner, besonders etwas reichlicher Secretionen, da durch diese früher ein bedeutender Blutverbrauch statt fand, bringt dieselben Wirkungen jedoch im geringerem Maasse, und mit

noch

noch eigenthümlicher qualitativer Nüancirung, und in mehr verwickelten Verhältnissen hervor. Amaurosen, welche mit solchen Secretionsstörungen der Haut, des Darmkanals, der Leber, der Weiberbrüste bei Lactation, der Speicheldrüsen bei Ptyalismus in ursächlicher Verbindung stehen, zeigen einen modificirten congestiven Character. Dieser ist nämlich gewöhnlich gemischt, z. B. eretisch-congestiv, weil bei den genannten Supressionskrankheiten meistens ein Zustand des Erethismus entsteht, welcher mehr oder weniger ausgebreitet, und nach Verschiedenheit der Verhältnisse bald in dieser bald in jener Körperprovinz vorherrschend ist.

Wegen des eigenthümlich antagonistischen Verhältnisses, welches zwischen Kopf und Becken schon in den ersten Entwicklung statt findet, sind alle abdominale, besonders die aus den Becken-Organen entspringenden Amaurosen, gleichfalls congestiv. Ebenso die arthritischen wegen der durch Gicht bedingten eigenthümlichen Störung des Gleichgewichtes im Gefässsystem und der praedynamischen Entwicklung des venösen Blutcharacters.

Die excitirenden Ursachen der Congestiv-Amaurose sind dieselben, wie bei der erethischen: gewöhnlich absolut oder relativ zu heftige Einwirkung des Lichtes und Hyperopsie, zu starke, lange Zeit fortgesetzte Anstrengung der Augen. Es ist die Körperconstitution, und die in dieser gegründete Krankheits-Anlage, welche die Signatur der Krankheit bestimmt, so dass diese, obgleich dem Wesen nach gleich, bei verschiedenen Individuen sich sehr verschieden und mannigfaltig gestaltet.

Die charakteristischen Symptome der Congestiv-Amaurose, sind grösstentheils jenen der einfach erethischen entgegengesetzt.

Dumpfer, drückender Schmerz in Kopf und Auge, — Gefühl, wie von einem der Stirne vorgelegten Brett, oder einem den Kopf eng umschliessenden eisernen Ring: — Gefühl von Spannung, Völle und Schwere, auch Hitze. Zuweilen Klopfen, nicht leicht Reissen, Durchfahren. Diese Schmerzen finden nicht bloss bei Anstrengung, sondern auch im Zustand der Ruhe statt: — und mässige Anstrengung der Augen erleichtert. Gefäss-Injection, — knotige Venen Ausdehnung in den äussern, sichtbaren Augenhäuten. — Dunkelgefärbte, infarcirte, — nach vorne turgescirende Iris. Auffallend vermehrter Unterschied in der Färbung ihrer beiden Zonen. — Erweiterte, immer ovale, nie kreisig gerundet bleibende Pupille, — Ectropium uveae. — Trägheit der Irisbewegungen, ohne jemalige gänzliche Iridoplegie: alles einzig wegen des Irisinfarctes. Photopsie in grössern (kuglich geformten) Feuermassen: — rothe Farbe vor dem Auge: feurig glänzend im Dunkeln, violet, blau, bis zur Schwärze im Hellen. Myodesopsie ist constant, Visus nebulosus, nubeculosus, Polyopie, Megalopie, beides wegen strotzender Fülle und Infarct, Visus interruptus und Hemiopie wegen theilweiser und wechselnder Ueberfüllung der Blutgefässe und daherrührender Retinalcompression. Anfangs noch einiger, aber geringer Wechsel, später andauernde Beschaffenheit der Symptome in stets gleicher Stärke.

Oefters rasche Progression der Krankheit. Der Augapfel fühlt sich immer hart, prall und gespannt an.

Im Hintergrunde der hintern Augenkammer zeigt sich nicht leicht einfache rauchige Schwärze, mehr eine gelbgrauliche Wolke, öfters die glaucomatöse Trübheit, niemals die opalisirende. —

Die Photophobie kann ganz fehlen, ist immer verhältnissmässig gering im Vergleich mit der übergrossen Heftigkeit der übrigen Symptome — nie ist sie das vorherrschende Symptom, wie bei der erethischen Amaurose: — Auch verliert sie sich frühzeitig und ganz nach eingetretener Erblindung. Nie fehlen bei dieser Amaurose die Scotome: vielmehr ist sie in der früheren Periode der wahre und eigentliche Schauplatz derselben. Sie sind gemischt, theils helle, theils dunkle, öfters beide simultan, oder unter sich wechselnd. Im Ganzen jedoch die dunkeln vorherrschend. Es erscheinen die abentheuerlichsten bizarresten und fratzenhaftesten Gestalten. Die psychische Stimmung ist heftig und aufbrausend. Die Gesichtsträume verlieren sich frühzeitig; das innere Sehen tritt nicht leicht ein. Der Gang und die Haltung ist ächt amaurotisch: die Augen werden starr und blicklos. Die Augenlider- und Augapfelbewegungen sind wenig gestört. Das Auge ist lästig trocken: Lacrimation selten. Das amblyope Stadium ist kurz, wird oft ganz übersprungen: Die Krankheit macht rasche Fortschritte. Sie treten aber, was characteristisch ist, nie stetig sondern ruckweise ein: sowie nämlich eine neue Congestion hinzukömmt. So lange diess nicht der Fall ist, kann sie längere Zeit auf demselben Grade stehen bleiben. Aber wenn die erste Congestion sehr heftig war, tritt sie sogleich Anfangs als Amaurosis imperfecta auf, geht schnell in perfecta ja absoluta über. In diesem Falle gesellen sich zu den congestiven Erscheinungen sehr bald jene des Torpors hinzu: — und die Krankheit, welche etwa erethisch congestiv begonnen hatte, endet congestiv torpid. — Sie kann auch sogleich congestiv paralytisch auftreten, und bedingt alsdann den Blutschlag des Retina (Apoplexia sanguinea retinae).

Obgleich die congestive Amaurose gewissermassen den Gegensatz der erethischen bildet, so können doch, indem im Organischen kein Gegensatz vollkommen aus schliessend ist, beide vereint, nämlich Erethismus und Congestiv-Zustand der Netzhaut zugleich vorkommen. Diese erethisch-congestive Amaurose ist sehr gewöhnlich. Wie schon oben bemerkt wurde, bei einer gewissen Constitutionsbeschaffenheit bleibt die Amblyopie und Amaurose nie rein erethisch; sondern es mischt sich ihr immer etwas congestives bei: — und anderseitig ist auch nicht leicht ein Congestiv-Zustand ganz passiv: es besteht bei ihm fast jedesmal ein gewisser Grad von Reizung. Zum Begriff der gemischten erethisch congestiven Amaurose gehört es aber, dass beide Elemente, der Erethismus und die Hyperraemie, in einem gewissen, und zwar gleichmässigen Grade vereint seien.

Bei der erethisch-congestiven Amaurose sind die Symptome des Erethismus, und jene der Retinalcongestion in so fern sie sich nicht gegenseitig ausschliessen, simultan vorhanden; es zeigen sich die wesentlichen und Hauptsymptome von beiden, sich gegenseitig beschränkend und einander Abbruch thuend. Diejenigen Symptome, welche beiden gemeinsam zukommen, zeigen sich im höchsten Grade der Entwicklung: und die contradictorischen Symptome fehlen entweder ganz, oder sie sind weniger deutlich ausgeprägt. Daher sind bei ihr Photophobie, Unerträglichkeit jedes anstrengenden Augengebrauches, mit Schmerhaftigkeit, Bindehaut- und Sclerotical-Injection, Infarct der Regenbogenhaut, Photopsie, Chromopsie, in welcher lichte und dunkle Farbenbilder wechseln, und Scotopsie vorhanden. Die Iris ist beweglich: die Pupille nicht sehr erweitert, nie horizontal oval. Hier zeigt sich zuweilen das vertical-stehende Oval, welches überhaupt seltener, bei reinem Congestiv-Zustand nicht leicht bemerkt wird, wohl aber bei erethisch-congestiver Beschaffenheit zuweilen erscheint. Da wo bei einer Congestiv-Amaurose die Pupille horizontal-oval erweitert ist, hat jene immer den congestiv-torpiden Character. Die scheinbare Trübheit des tiefen Augengrundes ist nicht mehr gelbgraulich, sondern sie spielt in das graugrünliche.

Die entzündliche Amaurose ist nichts anders als die Netzhautentzündung, Dyctitis, selbst. Ihre Symptome sind der heftigste wüthende Schmerz im Innern des Augapfels, hinter demselben, von da in die Schädelhöhle hinein sich erstreckend, nie nachlassend, dem Kranken keinen Augenblick Ruhe gestattend, und ihn zur Verzweiflung bringend — der höchste Grad der Photophobie — und der Myosis ohne wirkliche Verziehung und ohne Dislocation der Pupille: auch ohne jemalige Verwachsung der Pupillarränder unter sich. Die Pupille, obgleich im höchsten Grade verengt, ist noch vollkommen gerundet und kreissig. Angulöse Verziehung oder gar Atresie zeigt sich nur bei leicht hinzukommender, aber schon wirklich hinzugekommener Iritis. — Bei phlogistischer Amaurose zeigt sich die quälendste Photopsie, mit leuchtenden und zerplatzenden Feuerkugeln und einem Flammenmeer vor dem Auge. Im Anfange ist zuweilen Oxyopie vorhanden; diese aber geht sehr schnell in Gesichts-Verdunklung und gänzliche Erblindung über. Heftiges, sich oft wiederholendes Erbrechen, zuerst Vomitus ingestorum, alsdann Vomitus biliosus, — starke Fieberreaction, wilde Delirien und Convulsionen gesellen sich hinzu.

Die Dyctitis entsteht durch das Sehen in die Mittagssonne bei unbewölktem Himmel — durch den Einfall der mittelst eines Brennspiegels concentrirten Sonnenstrahlen in das Auge, — durch den Lichtreflex von einer durch die Sonne beschienenen Schneefläche eines Gletschers auf Bergreisen, oder des unübersehbar weitausgedehnten Schneefeldes in den Polargegenden, — durch alle phlogistische Reize, welche grosse Aufregung im arteriellen Gefässesystem hervorrufen und zugleich eine nähere directe Beziehung zum Sehorgan haben. Die Lehre von der Dyctitis darf nicht von der Amauroseologie getrennt und anderswohin verlegt werden. Da die letzte nicht weniger als alle Krankheiten der Netzhaut umfasst, so bleibt sie höchst unvollständig, wenn die wichtigste und Gefahrdrohendste Retinalkrankheit ausser Betrachtung gestellt, und nicht im wissenschaftlichen Zusammenhange mit allen übrigen aufgefasst wird. Durch eine solche widernatürliche Trennung und Zerrissenheit verlieren beide an Vollständigkeit, Klarheit und tieferer wissenschaftlicher Begründung. Die Dyctitis verläuft nicht immer acut und mit der angegebenen Heftigkeit der Symptome. Bei einem gelinderen Grade der Krankheit ist ihr Verlauf chronisch. Es finden alsdann dieselben Symptome in geringerem Grade statt: aber sie endet nichts desto weniger, nur nicht also rapid, mit Amaurose.

Bei der einfachen Dyctitis, in sofern sie nicht mit Syndesmitis (Bindehautentzündung) und mit Sclerotitis verbunden ist, bemerkt man keine oder nur sehr geringe feine und rosige Röthe im Weissen des Auges, und noch weniger chemotische Anschwellung der Bindehaut, welche *Mukenzie* als begleitende Erscheinung der Netzhautentzündung angibt. Unter den Reflex-Erscheinungen ist die mit der Photophobie im Verhältniss stehende heisse Lacrymation die heftigste. Darin zeigt sich die hohe Bedeutung der von einem Hirnnerven abhängigen Thränen-Absonderung, indess anderen Secretionen meistens nur Gangliennerven vorstehen: weswegen jene bei dem Menschen eine so entschiedene psychische Bedeutung hat, und die Lacrimation Affecte und bewegte Seelenstimmungen ausdrückt.

Die entzündliche Amaurose stellt gleichsam die Vereinigung der erethischen und congestiven Form dar: — so wie die beiden ersten Factoren des Entzündungsprocesses überhaupt die Reizung und Hyperrämie sind, und zu ihnen bei wirklicher Phlogosis als dritter Factor, von den beiden ersten ausgehend, die Pseudoplastik hinzukommt. Die congestive Amaurose, verhält sich zur entzündlichen, wie sich die Congestion zur Phlogose überhaupt verhält. Sie ist Entzündungsfactor, und daher bei wirklich vorhandener Phlogose immer vorhanden: aber sie kann, wenn nicht gleichzeitig eine verhältnissmässig starke Reizung besteht, und wenn noch keine pseudoplastischen Veränderungen des Blutes und der Gewebe eingetreten sind, — ohne Entzündung bestehen. Daher ist es unpassend, die congestive und phlogistische Amaurose als Abarten einer Hauptart aufzustellen und diese die Blutamaurose oder die gereizte Blutamaurose zu benennen. Viel mehr und nach einer richtigern, mehr naturgemässen Stellung, bildet der nur congestionirte Zustand der Netzhaut des Sehnerven und der ihn angehenden Hirntheile eine selbstständige, und für sich bestehende Hauptart der Amaurose, welche von der eigentlichen Dyctitis ganz verschieden ist. Die congestive Form kann zwar in die entzündliche übergehen, aber daraus folgt keine Verwandschaft der Art nach: denn dieser Uebergang erfolgt nicht nothwendig und nie durch einfache Progression, in stetiger Fortbildung, sondern immer durch eine neue Zuthat, nämlicb durch eine neue accessorische intensiv heftige Reizung. — Ohne diese kann der congestionirte Zustand z. B. der Netzhaut Jahre lang fortbestehen, ohne dass diese sich jemals entzündet. Geschieht diess aber, so bildet der Zeitpunkt eines solchen Ereignisses einen neuen Abschnitt in der Krankheits-Geschichte des concreten Falles. Umgekehrt ist praeexistirende Hyperämie der Netzhaut durchaus keine nothwendige Bedingung der Entstehung der Dyctitis; vielmehr entsteht diese oftmals, ja am öftersten ohne vorausgegangenen Congestivzustand. Dieser ist weit davon entfernt eine reine loyale Dyctitis vorzubereiten und einzuleiten. Vielmehr scheint derselbe der Retina die Fähigkeit zu einer reinen und loyalen Entzündung zu benehmen, wenigstens diese Empfänglichkeit bedeutend zu vermindern. Denn in solchen Fällen ist die accessorische Dyctitis immer eine modificirte, nie ganz reine und ungetrübte: und es besteht ein grosser ja wesentlicher Unterschied (auch für die ärztliche Behandlung) zwischen der Entzündung in einer vorher ganz normal gewesenen und der Entzündung in einer schon seit langer Zeit congestionirten, mit Gefässerweiterung &c. behafteten Retina. Die congestive Amaurose zeigt in dem Angeführten ihren selbstständigen Character. Sie verdient vielleicht allein den Namen Blutamaurose, indem bei der Entzündung ausser der veränderten Blutbewegung und ausser der Blutanhäufung doch noch zwei andere Hauptmomente, das irritative und das pseudoplastische gegeben sind.

Bei der Congestiv-Amaurose fehlt nicht nur das Letzte, indem bei ihr auch nach Jahre langem Fortbestande nur mechanische Veränderungen; Gefässerweiterungen und Extravasate als cadaverische Erscheinungen sich zeigen; — sondern auch das Erste, indem bei der Congestion Reizung nicht nothwendig besteht, gewöhnlich nicht intensiv heftig ist, und wenn sie anfangs vorhanden war, später ganz erlöschen und in den Torpor übergehen kann. Daher ist die Benennung congestiv-irritirte Amaurose unpassend: und die Aufstellung derselben als Unterart der irritativen Amaurose, welche entweder vom Blutreiz, oder vom Nervenreiz ausgehen sollen, beruht auf einer irrigen Grundansicht vom Wesen der Congestiv-Amaurose. In der rein congestiven Form ist die Reizung gar nicht als integrirendes Causalmoment enthalten.

Die torpide Amaurose ist von zweierlei Art. Es ist nöthig die primär torpide, bei welcher der Torpor sogleich anfangs vorhanden war, durch den ganzen Krankheitsverlauf stereotyp bleibt, und sich gradual steigert, von der secundär torpiden zu unterscheiden, welche früher erethisch oder congestiv gewesen ist, und bei welcher dieser qualitative Krankheitsverlauf sich erst später in den torpiden umgesetzt hat. —

Die erste kömmt besonders bei Menschen vor, bei welchen das Nervensytem und seine Centraltheile, öfters auch alle höhere Sinnesorgane weniger entwikkelt sind, bei lymphatischer Constitution, phlegmatischem Temperament, grosser Indifferenz, Gleichgültigkeit, geringer Intelligenz und einer gewissen Trägheit, nicht nur aller geistigen, sondern auch der höheren animalischen Functionen. Die angeborne Amblyopie bei Microphthalmos ist immer rein torpid; eben so des höhern oder geringeren Grades jene bei accidenteller Atrophia bulbi partialis. Auch die opalisirende Amaurose besitzt diesen Character, und darin zeigt sich aufs Neue ihr Gegensatz, gegen die glaucomatöse Form, welche stets wesentlich congestiv ist. Die Gelegenheitsursachen ihrer Entstehung sind alle Zeit von der negativen, privativen und deprimirenden Art: — Blutverlust, besonders öfter wiederholter in kleinen Quantitäten welcher mehr entkräftet, als einmaliger, wenn auch im quantitativen Betrage grösserer — durch Wundhaemorrhagie, profuse Menstruation, Puerperal-Haemorrhagie und unzeitige, zu starke, zu oft wiederholte Aderlässe. Bei der Cholera sah ich die torpide Amaurose plötzlich während der Aderlässe eintreten, und bis zum Tode fortdauern. Auch anderweitiger profuser Säfteverlust kann torpide Amaurose hervorbringen. — Anopsie, d. h. zu geringe Uebung und Anstrengung der Augen, zu langer Schlaf bei trägen und arbeitsscheuen Menschen, besonders, wenn diess von früher Jugend an der Fall war; so wie auch in andern Organen der Nichtgebrauch und die Vernachlässigung Paresis, ja Paralysis erzeugt. — Die unvollkommene oder vollkommene Amaurose vom Nichtgebrauch eines Auges, bei alleiniger Verwendung des andern zum Sehen ist minder torpid oder paralytisch. —

Der lange Zeit fortgesetzte Aufenthalt in der Finsterniss, in dunkeln Wohnungen, unterirdischen Gefängnissen, — in der Kälte, — der Missbrauch von zu dunkel gefärbten Brillengläsern bei Menschen, welche solcher künstlichen Schutzmittel nicht bedürfen, — schlechte, wässerige, zu wenig nährende bloss vegetabilische Beschaffenheit der Nahrungsmittel, ihre zu geringe Quantität — der zu lange Zeit fortgesetze innerliche Gebrauch narcotischer und bitterer Arzneien, die Opiophagie, der habituelle Genuss des Cichorien-Caffées, der mit Wermuth oder Enzian bereiteten Biere, u. s. f. sind hieher bezügliche Schädlichkeiten.

Die primär torpide Amaurose entsteht sehr langsam, ist Anfangs immer auf einfache Amblyopie be schränkt, schreitet sehr allmählig, aber stetig fort, — bleibt häufig Amaurosis imperfecta, — kann aber auch in die perfecta, nicht leicht und nur wenn sie paralytisch geworden ist, — in die absoluta übergehen.

Die characteristischen Symptome sind durchaus und ohne Ausnahme von der negativen privativen Art: — wahre, reine directe Schwäche, ohne Reizungs- und congestive Symptome. Kein Schmerz, nur Kältegefühl im Auge und in seiner Umgebung, — da bei allen bisher betrachteten Amaurosen das Gefühl von Hitze vorkam, — kein Gefühl von Spannung, Druck und Völle im Auge, — verminderte Empfindlichkeit desselben und seiner Confinien, — keine Gefässinjection, — keine Lichtscheue, — in manchen Fällen Photolimie, wenigstens grosser Lichtbedarf, wenn auch nicht Sehnsucht nach Licht: — keine Photopsie, auch nicht in den gelindesten Graden. — Dem Kranken ist es nur einfach dunkel vor den Augen: er sieht keine pathologischen Farben, — oder doch nur dunkle, blau, schwarz, nie gelb, grün oder roth. — Zuweilen ist Achromatopsie vorhanden. — Keine Scotome, wenigstens keine hellen, unter den dunkeln nur die einfacheren Formen, eine dunkle Wolke, ein schwarzer Fleck vor dem Auge schwebend. Oefters sieht er mehrere solche Wolken von verschiedenen Graden der Dunkelheit. Bei noch unvollkommener Amaurose sieht der Kranke helle und glänzende Gegenstände besser und deutlicher als dunkle und glanzlose: — er unterscheidet die hellen Farben, aber verwechselt die dunkleren: — er sieht besser bei stärkerem Lichte, als bei schwacher Beleuchtung, am besten des Mittags, an hellen, sonnigen Tagen — besser im Freien, als im Zimmer, — besser nach einer guten und reichlichen Mahlzeit, nach mässigem Genuss alcoholischer Getränke, — besser bei heiterem freudigerregtem Gemüths-Zustande, — besser in Gesellschaft, als in der Einsamkeit. — Es ist im Anfange nicht selten ausgebildete Hemeralopie vorhanden. Jede wahre (nicht periodische) Hemeralopie ist eine torpide Amaurose. Es zeigen sich wenige Vitia visus, keine Diplopie, noch weniger jemals Polyopie, — öfters aber Hemiopie, kein Visus evanidus, vielmehr increscens. Der Kranke sieht einen Gegenstand um so besser, deutlicher und bestimmter, je länger er ihn betrachtet, je mehr er ihn studirt: — zuweilen Visus interruptus, wenn der Torpor noch wechselt und Phasen macht. — Micropsie, niemals Megalopie — Visus approximatus, nie elongatus, — Myopie niemals Presbyopie. Ausdruckloeigkeit des Auges, Stupidität im Blick. Amaurotischer Gang und Haltung, aber mit Trägheit im Einherschreiten. Das Auge ist bewegungslos, ohne eigentlich starr zu sein. Niemals Nystagmus, zuweilen Oculus oculo minor: — nie Strabismus bilateralis activus — bei monolateraler Amaurose aber folgt das leidende Auge nie ganz regelmässig den Bewegungen des gesunden. Die Bewegungslosigkeit kann bis zu einem gewissen Grade des monolateralen Strabismus gehen. — Xerophthalmos und Xeromycter, nicht leicht Lacrymation, wenigstens keine heisse. Niemals Myosis oder Hippus, wohl aber Mydriasis in sehr bedeutendem Grade, aber ohne Verlust der Rundung der Pupille: nie deren ovale Verziehung. Constant ist Trägheit der Irisbewegungen: zuweilen wirkliche Iridoplegie. Niemals active Turgescenz der Regenbogenhaut, niemals Infarct derselben und dunklere Färbung: — vielmehr Atrophie und Ableichung. Der Augapfel fühlt sich weich, nicht hart, prall und gespannt an.

Vergleicht man dieses Bild der primär torpiden Amaurose (in der reinen ungemischten Form) mit den oben entworfenen Bildern der erethischen und congestiven, so zeigt sich ein entschiedener Contrast. In einigen Momenten bildet sie den Gegensatz gegen die erethische, stimmt aber mit der congestiven überein: — in andern Momenten contrastirt sie mit dieser und congruirt mit jener. Im Ganzen kann man sagen, dass sie die positiven Symptome beider ausschliesst, und ihre negativen in sich vereinigt. Bezüglich auf Schmerhaftigkeit, Photopsie, Scotome, Micropie, Myopie, Visus approximatus, Infarkt der Iris, das Verhalten des Augapfels bei der Betastung &c. stimmt sie mit der erethischen, — bezüglich auf Photophobie, Chromopsie, Gang und Haltung des Amaurotischen, Blepharoplegie, passiven Strabismus, Mydriasis &c. mehr mit der congestiven überein. Es zeigt sich somit in Beziehung auf die meisten, und gerade auf die Hauptsymptome der Krankheit ihre grössere Verwandschaft mit der congestiven, als mit der erethischen Form. Daher findet auch nur mit jener eigentlich ein Connubium statt: erethische und torpide Amaurose schliessen sich gegenseitig aus: aber es giebt eine congestiv-torpide Form. Eben darum erfolgt der Uebergang der congestiven in die torpide so leicht, haufig und rasch: er findet jedesmal statt, sobald durch die bei heftiger Congestion eintretende Compression der Netzhaut die Lebensthätigkeit der Letzten gebunden oder überwältiget ist. Der Uebergang der erethischen Form in die torpide erfolgt seltener, langsamer und nach einem gewissen Kampfe, wobei sich der Erethismus eine Zeitlang gegen den einbrechenden Torpor behauptet später ihm kaum noch das Gleichgewicht hält, zuletzt ihm ganz unterliegt, und sich vollstandig in ihn auflöst.

Bei der gemischten, erethisch-congestiven Amaurose erfolgt dieser Uebergang leichter und schneller, — dadurch, dass der congestive Krankheitscharacter fortbesteht, der erethische aber verschwindet, und an die Stelle desselben der torpide tritt. Die entzündliche Amaurose geht selten bloss in die torpide, sie geht gewöhnlich sogleich und rasch in die paralytische über, wovon weiter unten die Rede sein wird.

Auf diese Weise bilden sich die secundär-torpiden Amaurosen, welche daher weit mehr complicirt sind, als die primär torpide, und ein schweer zu entwirrendes Chaos von Krankheitssymptomen der verschiodensten sich scheinbar widersprechenden Art dafstellen.

Die secundär-torpide Amaurose kann sich aus allen bisher betrachteten Arten der Amaurose hervorbilden. Ein solcher Metaschematismus tritt fast unvermeidlich bei jeder Amaurose in ihrem spätern Verlaufe ein: daher sind die meisten Amaurosen, nachdem sie eine gewisse Zeitlang angedauert haben, secundär torpid und fast alle inveterirte Amaurosen zeigen leider diesen ungünstigen Character. Die secundär torpide Amaurose ist sehr mannigfaltig, je nachdem früher einfacher Erethismus oder einfacher Congestiv-Zustand oder beide vereint zugegen waren. Obgleich daher die Symptomatologie der secundär-torpiden Amaurose ein schwer zu lösendes Räthsel darstellt, so lassen sich doch zur Würdigung ihrer Symptome folgende nähere Bestimmungen aufstellen:

Die frühern Symptome dauern, zum Theil aber mit erheblichen Modificationen fort, zum Theil erlöschen sie ganz: jedesmal aber kommen neue Symptome zu den früher dagewesenen hinzu. Da die ersten grösstentheils mehr von activer Natur waren, so zeigen die neuen durchgehends einen mehr passiven Character: Anfangs prädominiren noch die ersten: im weitern Verlaufe erlangen die letzten das Uebergewicht.

Die Congestiv-Symptome erhalten sich am längsten in gleicher Stärke, ja sie können noch eine Steigerung erleiden: nur nimmt die früher mehr activ gewesene Congestion jetzt einen mehr passiven Charakter an. Die Reizungs-Symptome mindern sich grösstentheils: ohne sich jedoch jemals ganz und bis auf die letzte Spur zu verlieren. Der Erethismus geht zwar in dem Torpor unter: er gleicht aber dem noch in der Asche glimmenden Funken: — immer bereit wieder neu aufzulodern und in lichter Flamme hervorzubrechen.

Die secundär torpide Amaurose unterscheidet sich von der primär torpiden eben dadurch, dass bei der letzten nur einfacher Torpor und daher auch nur privative Symptome vorkommen, — bei der ersten aber derselbe nicht rein, sondern nüancirt besteht, die passiven Symptome und unter ihnen das Hauptsymptom, das Wenig- oder Nichtsehen, — zwar die vorherrschenden sind, aber doch die Reizungssymptome, obgleich niedergehalten, niemals ganz fehlen. Es sind daher immer torpide und irritative Symptome gleichzeitig zugegen, und da diese unter sich im Widerspruch zu stehen scheinen, so ist derjenige Zustand bemerkbar, welchen man bei einigen Krankheiten, z. B. bei gewissen Fiebern, die Contradictio symptomatum nennt. Diess ist besonders bei derjenigen secundär-torpiden Amaurose der Fall, welche sich aus der erethischen hervorgebildet hat.

Mehr harmonisches Verhältniss zeigt sich bei der congestiv-torpiden: Die grösste Dissonanz aber bei der erethisch-congestiv gewesenen, nun torpid gewordenen.

D i e p a r a l y t i s c h e A m a u r o s e könnte man für eine nur höhere Entwicklung der torpiden halten. Allein der von *Reil* nachgewiesene Unterschied zwischen Torpor und Paralyse findet doch auch auf die Lehre von der Amaurose seine Anwendung, und es ist zur bessern Verständigung und genauern Begriffs-Bestimmung räthlich, die paralytische Form als eine für sich und neben der torpiden bestehende zu betrachten. Bei weitem nicht jede Amaurose wird im weitern Krankheitsverlauf paralytisch. Sie bleibt öfters zeitlebens torpid, und nicht immer hat sich die paralytische Amaurose aus der torpiden durch allmählige

Steigerung des Grades der Heftigkeit derselben, hervorgebildet: sie tritt in manchen Fällen plötzlich, ohne vorausgegangenes torpides Stadium, als fulminirende Retinal-Apoplexie auf.

Die paralytische Amaurose ist immer Amaurosis perfecta gewöhnlich sogar absoluta. Es ist daher Visus nullus, aut fere nullus vorhanden. Selbst die Lichtperception fehlt. Der Kranke wird durch die Lichteinwirkung gar nicht mehr afficirt, und kann zuletzt ungestraft in die helle Mittagssonne sehen. Nichts desto weniger ist bei derjenigen Amaurose; welche Anfangs erethisch war, später torpid und endlich paralytisch wurde, meistens noch Lichtscheue vorhanden. Vitia visus sind nicht mehr zugegen: mit Ausnahme von Photopsie, Chromopsie und Scotopsie. Die andern sind in dem Visus nullus untergegangen. Früher dagewesene Schmerzen hören ebenfalls manchmal, jedoch erst späte, auf. Das Auge und seine Umgebungen sind oft ganz unempfindlich. Der Kranke hat das Gefühl von Schwere, von Eingeschlafensein, von unangenehmer Kälte in demselben. Xerophthalmos, Mydriäsis in ausgezeichnet hohem Grade Iridoplegie sind gewöhnliche Symptome. Nicht selten ist Strabismus paralyticus, und Blepharoplegie zugegen. Gesichtsträume finden nicht statt. Das innere Sehen erwacht unter den bereits oben angegebenen Bedingungen.

Pathologische Anatomie der Amaurose.

Eine so wichtige in der Art ihrer Entstehung, in ihrer innern Natur und Verlaufsweise, so mannichfache Krankheit, wie die Amaurose ist, muss die zahlreichsten und verschiedensten pathologischen Veränderungen im Auge etc. hervorbringen. Wirklich ist deren und auch bereits eine bedeutend grosse Anzahl durch flei-

ssige

ssige Zergliederung amaurotisch erblindeter Augen entdeckt, und im Masse aufgehäuft worden. Allein es fehlte bisher ganz an einem leitenden Princip zu ihrer systematischen Aufstellung und Aneinanderreihung. Da sie immer und überall nur jedes einzeln für sich, und da sie nur in Beziehung auf Amaurose überhaupt, nicht im Zusammenhang unter einander, und in näherer Beziehung zu den einzelnen Formen der Amaurose betrachtet wurden, so bleiben sie bedeutungslos, und sie standen müssig und als blosse Curiositäten da, aus welchen Niemand, weder für den Zweck der Wissenschaft, noch für jenen der Praxis, etwas zu machen wusste. Ihre rohe Masse diente vielmehr dazu um die Wissenschaft zu erdrücken, und um den Köhlerglauben an die Unheilbarkeit der Amaurose noch mehr zu unterstützen, gewissermassen mit dem Siegel der Wissenschaft zu bekräftigen. Anders wird sich die Sache verhalten, wenn jene Leichenbefunde in nähere Beziehungen zu den 5 Arten der Amaurose gebracht werden. Bei der Unvollständigkeit der bisherigen pathologisch-anatomischen Untersuchungen erblindeter Augen muss hiebei für die Resultate künftiger Forschungen überall Raum noch gelassen, aber das Netz im Ramen des Feldes, wohin jene einzureihen sind, kann jetzt schon ausgespannt werden.

Eine irrige Ansicht, welcher hier schon vor allem übrigen begegnet werden muss, weil sie jeder wissenschaftlichen Behandlung des Gegenstandes von vorn herein den Weg versperrt, hat zu der Annahme geführt, das es neben den übrigen eine besondere Art von Amaurose gebe, welche man die organische genannt hat, weil sie von organischen Veränderungen in der Netzhaut, im Sehnerven und in den ihn angehenden Hirntheilen herrühren soll. Man hat bei dieser Betrachtungsweise jene organische Veränderungen theils in ihrer Wichtigkeit überschätzt theils diese zu gering angeschlagen; — jenes weil sie eine eigne besondere Art von Amaurose constituiren und bei dieser die Krankheitsursache bilden sollten, — dieses, weil sie eben nur auf jene einzige Art von Amaurose beschränkt und ihr Zusammenhang mit den übrigen Arten derselben dadurch gleichsam in Abrede gestellt wurde. Allein die cadaverischen Symptome gehören jeder besonderen Art der Amaurose an, wenn sie auch nach einigen Arten weniger, nach andern mehr entwickelt sind und stärker hervortreten. Sie können eben darum, weil sie cadaverische Symptome aller einzelnen Arten von Amaurose sind, nicht eine besondere, in sich eigenthümlich begränzte Art dieser Krankheit (die organische) bilden. Was aber das Causalitätsverhältniss betrifft, so sind sie weit öfter Wirkungen vorhanden gewesener Amaurosen, als hervorbringende Ursachen derselben: — indem in der Regel zuerst einfache Functionstörung der Netzhaut, und später als Effect derselben die Gewebsveränderung eintreten. Gänzliche Atrophie oder Verknöcherung kann nicht die ursprüngliche Krankheit der Retina sein. Schon lange Zeit vor ihrer auch nur beginnender Verwirklichung muss die Retinalfunction in bedeutend hohem Grade gestört oder auch ganz abolirt gewesen sein. Auf ähnliche Weise verhält es sich mit der Ableitung einiger Amausosen von Entzündungs-Ausgängen der Dyctitis. Es entsteht keine Amaurose jemals von solchen Entzündungs-Ausgängen; vielmehr entstehen diese aus der phlogistischen Amaurose selbst. Die amaurotische Erblindung tritt sowohl in den acuten als in den chronischen Fällen schon frühzeitig, während des Verlaufes der Dyctitis selbst, und ehe sich diese zu sogenannten Entzündungs-Ausgängen entschieden hat, — sie tritt schon als Symptom der Dyctitis und Neuritis optica selbst ein; und sie ist jedesmal schon in vollständiger Entwicklung vorhanden gewesen, ehe es bei dieser zur Exsudation, Pyose oder Gewebsveränderung gekommen ist.

Wenn nun gleichwohl die pathologische Anatomie der Amaurose mehr die zurückgelassenen und noch im Tode perennirenden Wirkungen der Krankheit, als ihre eigentlichen hervorbringenden Ursachen aufdeckt; so sind doch manche Leichenbefunde an und in amaurotischen Augen von der Art, dass ihnen eine der Functionstörung der Netzhaut vorhergehende und diese selbst veranlassende Beschaffenheit zugeschrieben werden kann und muss. Blutanhäufungen und Blutstokkungen in der Membrana vasculosa retinae, und in der Choroidea, adjacirende Geschwülste am Sehnerven u. s. f., können sich zu einer Zeit bilden, wo die Function der Netzhaut und des Sehnerven noch ungestört ist, und sie bringen alsdann den amaurotischen Zustand erst später, zum Theil selbst einfach mechanisch durch Compression der Netzhaut oder des Sehnerven hervor.

Die anatomischen Charaktere und cadaverischen Zeichen sind bei den fünf Formen der Amaurose verschieden, und sie verhalten sich bei jeder auf eigenthümliche Weise.

Bei der einfach erethischen Amaurose sind die Gewebsveränderungen am geringsten, oder null, vielmehr unbekannt, vielleicht durch mikroscopische Untersuchung doch noch zu entdecken.

Nach der congestiven Form findet man: Ueberfüllung der Blutgefässe des Augapfels, Erweiterung der Arteria centralis, ihre aneurysmatische Beschaffenheit: — sehr bedeutende Gefässinjection ihrer von hinten nach vorne laufenden Zweige, Varicosität der Membrana vasculosa retinae, Blutflecken, röthliche blutrothe, blauliche Flecken in derselben, in der Choroidea, Ecchymosen und Extravasate zwischen beiden, auch im *Jacobs*'schen Sacke zwischen der Retina und Hyaloidea.

Wenn diese cadaverischen Symptome für sich allein und ohne weitere Begleitung vorkommen, beweisen sie das Dagewesensein der Congestivamaurose in dem concreten Krankheitsfall; und da dieser Leichenbefund kein seltener sondern ein sehr gewöhnlicher ist, so beweisen sie die Richtigkeit und Naturgemässheit der Aufstellung der Congestivamaurose als selbstständiger von der entzündlichen spezifisch verschiedener Krankheitsform.

Am Sehnerven werden die gleichen, oder entsprechende Veränderungen gefunden: Varicosität seiner Venen, Aneurysma der in ihm eingeschlossenen Centralarterie und Blutflecken unter dem Neurylem.

Nach der entzündlichen Amaurose findet man in der Netzhaut Röthe, Gefässinjection, dunkle Färbung — Verwachsung zwischen ihr und der Choroidea stellenweise, oder im ganzen Umfange — die Retina verdickt — zuweilen die Markschichte in einzelnen Feldern verschwunden, an ihre Stelle ein rothes Gefässnetz getreten, — die Falte (Narbe der verwachsenen Netzhautspalte) fehlend (ausgeglichen.) — Das Centralloch (Rest der Netzhautspalte) geschlossen (verwachsen) die Retina an ihrer äussern Oberfläche mit Flecken oder mit Bläschen besetzt. — Entzündliches Exsudat auf der Retina, zwischen ihr und der Choroidea; dadurch beide von einander losgetrennt, und den *Jakobs*'schen Sack hydropisch ausgedehnt, oder die Höhle dieses Sackes geschlossen, die Nervenhaut mit der Gefässhaut im ganzen Umfang oder auch stellenweise verwachsen, wo alsdann derselbe in den Zwischenräumen hydropisch loculamentös ausgedehnt ist: — die Aderhaut selbst angeschwollen, verdickt, varicös, fungös entartet. — Die Hyaloidea stellenweise getrübt und graulich suffundirt.

Da, wo diese cadaverischen Symptome sich zeigen, hat gewiss Dyctitis, und zwar entweder akute oder chronische, die erste bis zu Entzündungsausgängen, die letzte bis zur Gewebsveränderung fortgeschritten, stattgefunden; und die Amaurose welche in solchen Fällen gewiss immer vorhanden war, hatte den entzündlichen Charakter. Wer der Dyctitis ihre Stellung ausserhalb der Lehre von der Amaurose anweiset, kann auch diese Leichenbefunde nicht in dieselbe aufnehmen, und muss somit wenigstens in der pathologischen Anatomie der Amaurose eine grosse auffallende und nie auszufüllende Lücke lassen.

Gleichzeitig mit diesen Retinal-Veränderungen, oder auch ohne dieselben findet man nach manchen Amaurosen unzweideutige Entzündungs-Phänomene und Ausgänge im Gewebe des Sehnerven: — die Scheidenhaut desselben in seinem orbitalen oder encephalischen Verlaufe injicirt und entzündlich geröthet, rosenfarbig: — Exsudat, und seröse oder entzündlich-seröse Ergiessung zwischen ihr und der Nervenpulpe, — oder beide unter sich fest an einzelnen Stellen verwachsen, zwischen welchen alsdann gleichfalls der loculamentöse Hydrops acutus sich zeigt; — das Neurylem verdickt, hypertrophisch, — der Sehnerven angeschwollen, höckerig, tuberkulös, erweicht, missfarbig, schmutzig-gelb oder bräunlich gefärbt, — oder in eine harte, selbst brüchige Masse bei totaler Gewebsveränderung degenerirt, — oder vereitert, so dass die Scheidenhaut stellenweis statt der Nervenpulpe eine bräunliche breiartige Masse enthält.

Wer mit der pathologischen Anatomie des Nervensystems überhaupt und der Neuritis insbesondere nur einigermassen vertraut ist, wird in den angegebenen cadaverischen Erscheinungen unmöglich die Ausgänge einer amaurotischen Entzündung des Sehnerven zu verkennen im Stande sein.

Da nun diese pathologischen Veränderungen der Netzhaut und des Sehnerven in amaurotischen Augen keineswegs selten sind, sondern umgekehrt den ganz gewöhnlichen Leichenbefund ausmachen, so ersieht man hieraus, das die entzündliche Amaurose und die Dyctitis keine so selten vorkommende Krankheitsformen sind, als meistens dafür gehalten und noch von neueren Schriftstellern behauptet wird.

Bei der primär-torpiden Amaurose sind der cadaverischen Symptome wenigere, und sie sind minder deutlich entwickelt (vielleicht aber durch mikroscopische Untersuchung entdeckbar). Unterdessen nach längerer Andauer und höherem Entwicklungsgrade zeigt sich doch ein gewisser Grad von Atrophie der Netzhaut und des Sehnerven, welche letzte aber bei monolateraler Beschaffenheit nicht leicht über das Chiasma hinausgeht.

Nach der secundär-torpiden Form kommen die pathologischen Veränderungen, welche der primären Krankheit angehören, mit einiger Modifikation vor. War diese erethisch, so finden sich keine oder nur wenige, und unbedeutende Abweichungen vom normalen Zustande. War sie congestiv, so zeigen sich die oben angegebenen Folgen und Wirkungen der Congestion auch noch in der Leiche. Diese beschränken sich aber niemals, wie je zuweilen nach der einfachen congestiven Form, auf blosse Gefässeüberfüllung: immer sind Blutinfiltration und Extravasat bemerkbar.

Hat sich die sekundär torpide Form aus der entzündlichen hervorgebildet, so sind die bereits bemerkten Entzündungsprodukte und Entzündungsausgänge in noch höherem Grade der Entwicklung und Ausbildung, und zwar um so mehr vorhanden, je länger der amaurotische Zustand angedauert hat, und je mehr inveterirt derselbe ist. Namentlich zeigt sich gewöhnlich grosse Verdickung und Hypertrophie der Netzhaut, mit gesättigt weisser Farbe derselben: oder sie ist gelb-braun auch schwärzlich gefleckt auf ihrer äussern der Choroidea zugewendeten Oberfläche; — zuweilen Induration der Retina, wobei sie einen hohen Grad von Festigkeit und Tenacität angenommen hat.

Aehnliche pathologische Veränderungen zeigen sich im Sehnerven.

Nach der paralytischen, absoluten und inveterirten Amaurose sind die anatomischen Symptome am auffallendsten und am stärksten aufgetragen. Es zeigen sich zum Theil auch noch Entzündungsprodukte, aber nur dann, wenn anfangs Dyctitis bestand, und diese mit Torpor und Paralyse geendet hat. In andern Fällen sind nur solche krankhafte Veränderungen, welche sich auf Ernährung, Sekretion und organische Plastik beziehen, bemerkbar. Atrophie der Netzhaut, ihre auffallende Verdünnung und Contabescenz, partielle ja fast gänzliche Resorption, besonders der Markschichte, ohne Entwicklung eines röthlichen Gefässnetzes an der Stelle der fehlenden Retina. — Wenn eine solche partielle Resorption in jenem Retinalfelde stattgefunden hat, wo sich der gelbe Fleck (ein Ueberbleibsel vom Processus falciformis im Fischauge) befindet, so ist dieser verschwunden und nicht mehr vorhanden. — Das Centralloch wurde erweitert, und klaffend angetroffen. Die Retina ist zuweilen in ihrer Textur ganz verändert, cartilaginös, selbst knöchern geworden. Aeltere und neuere Schriftsteller von vollkommener Glaubwürdigkeit, *Haller*, *Morgagni*, *Zinn*, *Demours* und andere, führen Beispiele von Ossescenz der Netzhaut selbst an. Sie ist jedoch selten: öfter kömmt wahre Verknöcherung der Choroidea und Hyaloidea, am öftesten Absatz von Knochenstoff im *Jakobs*'schen Sacke vor; auch die Centralarterie ist der Verknöcherung ihrer Häute unterworfen. Diese Vorkommnisse können bei oberflächlicher Untersuchung leicht mit wahrer Ossescenz der Retina selbst verwechselt werden. Aber auch sie stehen zur paralytischen Amaurose, wie leicht zu begreifen ist, in sehr nahen Beziehungen.

Hydropische Ergiessung von anderer als entzündlich-exsudativer Beschaffenheit fand zuweilen im *Jakobs*'schen Sacke statt; durch dessen Ausdehnung erscheint die Netzhaut von der Choroidea ganz losgetrennt, kölbelförmig zusammengelegt, so dass sie von der Eintrittsstelle des Sehnerven bis zur hintern Kapselwand einen zusammengerollten Wulst von kegelförmiger Gestalt bildet, indem eben die Eintrittsstelle des Sehnerven den Apex und die Ora serrata die Basis des Kegels bildet.

Ohne Zweifel muss bei solchen krankhaften Veränderungen der Netzhaut jedesmal absolute Amaurose und ein ganz paralytischer Zustand jener Nervenmembran bestehen; — und wenn eine paralytische Retinalamaurose lange Zeit angedauert hat, wird man auch immer pathologische Veränderungen dieser Art finden: — so dass eine vollkommene Congruenz nnd gegenseitig adäquate Beschaffenheit zwischen ihnen und der paralytischen Amaurose nachgewiesen ist.

Aehnliche und noch zahlreichere pathologische Veränderungen finden sich nach ihr auch im Sehnerven. Seine Atrophie nach paralytischen inveterirten Amaurosen ist fast constant: sie kömmt in sehr bedeutendem Grade vor, und er ist zuweilen bis zu einem zarten Faden verdünnt und consumirt.

Nach monolateraler Amaurose zeigt sich die Atrophie im Sehnerven der leidenden Seite während seines ganzen orbitalen Verlaufes und während eines Theiles des encephalischen — sie erstreckt sich bis zum Chiasma, hört dort auf, oder geht durch das halbseitig verkleinerte Chiasma hindurch, und setzt sich hinter demselben im Sehnerven der entgegengesetzten Seite oder wohl auch in geringerem Grade in beiden Sehnerven — in jedem gleichsam zur Hälfte — nie in dem Sehnerven der leidenden Seite allein fort. So verhält es sich in der Regel: Anderweitiges und entgegengesetztes Verhalten kömmt nur in einzelnen, nicht rein monolateral gewesenen, auch sonst eigenthümlich gearteten Fällen vor.

Bei bilateraler Amaurose zeigt sich die Atrophie in beiden Sehnerven wenn auch in ungleichem Grade bis zum Chiasma hin, in diesem selbst, und hinter der Decussation meistens in beiden Sehnerven zugleich, — ausnahmsweise jedoch nur in Einem derselben allein. Diess ist nur dann der Fall, wenn die Amaurose encephalisch war, und alsdann ist hinter der Decusationsstelle derjenige Sehnerve atrophirt, welcher von der leidenden Hirnhälfte ausgeht.

Die Atrophie des Sehnerven ohne bedeutende Gewebsveränderung kommt bei retinalen und encephalischen Amaurosen vor. Bei denjenigen, welche vom Nervus opticus selbst ausgegangen sind, zeigen sich neben der Atrophie auch Gewebsveränderungen in ihm. Diese bestehen in der Bildung von Markschwammmasse, von Speckmasse oder von Hydatiden zwischen der Pulpe und der Scheidenhaut, wodurch die erste zusammengedrückt und die Leitung des Nervenagens in ihr gesperrt, zuletzt die Nervenpulpe resorbirt, und so der Nerve selbst ganz leitungsunfähig gemacht wird. Die gleiche (Amaurose bedingende) Wirkung bringen dieselben Geschwülste hervor, wenn sie in der Orbita ausserhalb der Scheidenhaut des Sehnerven entsprossen, ihm adjaciren oder ihn von allen Seiten in ihre krankhaft gebildete Masse einschliessen. —

Eine auf solche Weise entstandene Amaurose kann für kurze Zeit eine gereizte sein, indem auch der noch gelinde Druck einen Nerven irritirt; allein sehr bald muss sie nothwendig einen paralytischen Charakter annehmen. Das gleiche ist der Fall, wenn sich eine Knochenplatte zwischen der Nervenpulpe und der Scheidenhaut gebildet hat, oder wenn der Sehnerve anderweitig seiner Substanz nach degenerirt, und seinem organischen Prototyp ganz unähnlich geworden ist.

Auf diese Weise sind bei jeder besonderen Art der Amaurose die Leichenbefunde dem Begriff derselben vollkommen angemessen, und es findet bei jeder Art eine durchgängige Uebereinstimmung zwischen den im lebenden Zustande bemerkten Krankheitssymptomen und den cadaverischen statt.

Es giebt aber kein cadaverisches Symptom, welches nicht entweder dem erethischen, congestiven, phlogistischen, torpiden oder paralytischen Zustande entspräche: — und auch darin zeigt sich die Vollständigkeit und Naturtreue meiner Eintheilung.

In dieser kurzen Skizze einer pathologischen Anatomie der Amaurose sind die encephalischen Veränderungen nicht berücksichtiget worden, weil diese zu mannichfaltig und vielartig, auch unter noch ganz andern Gesichtspunkten aufzufassen sind, und weil bezüglich auf sie das nöthige und zunächst die Amaurose betreffende in der speciellen Lehre von der encephalischen Amaurose ohnehin noch in weitere Betrachtung gezogen werden muss.

Die dritte Eintheilung der Amaurose ist jene nach **ihrer causalen Relation**, und **ihrer hiedurch bestimmten eigenthümlichen Modalität.**

Die Amaurose ist ihrem Begriffe nach die Beschränkung oder Abolition des Sehvermögens. Die Ursache dieser Beschränkung oder Abolition kann nur liegen:

entweder im Sehorgane selbst, als demjenigen Körpertheile, in welchem und durch welchen jenes Vermögen zunächst wirkt, und die Sehfunction ausgeübt wird: —

oder sie liegt in der krankhaften Verfassung eines **andern Organes**, welches vermöge des innern Zusammenhanges aller Organe unter sich in der Gesammtheit des Totalorganismus und wegen näherer und specieller Beziehung des Sehorganes zu ihm störend auf die Function desselben ein und zurückwirkt; —

oder sie liegt in einer **allgemeinen krankhaften Verfassung des Gesammtorganismus**, bei welcher die einzelnen Organe in verschiedenen Proportionen nach Verschiedenheit der Natur der constitutionellen Krankheit selbst leiden und afficirt erscheinen. Dass es solche allgemeine constitutionelle Krankheiten wirklich gebe, kann man, wenn man nur den Gegensatz zwischen einer allgemeinen und localen Krankheit nicht als einen absolut trennenden und exklusiven auffasst, immer noch im Interesse der Wissenschaft und mit Recht gegen Diejenigen behaupten, welche wie z. B. *Bouillaud* triumphirend ausrufen, sie hätten bereits alle Krankheiten lokalisirt, und für jede den Ausgangspunkt in einem einzelnen Organe gefunden: was freilich ohne die willkührlichsten Annahmen und gewaltsamsten Verdrehungen alles Positiven nicht gelingen will.

Gemäss des unter rationalen Aerzten gültigen analogen Sprachgebrauches bei andern Krankheiten, — nenne ich die Amaurosen der ersten Art idiopathische, — der zweiten deuteropathische, — der dritten symptomatische Amaurosen. Bei den ersten liegt die Ursache der Erblindung im Sehorgane selbst, und diess ist idiopathisch, selbstleidend, ergriffen: bei den zweiten leidet dasselbe nur sesundär, deuteropathisch durch ein anderes Organ, welchem die Wurzel des Krankheitsstammes eingepflanzt ist, von dem sich nur eine einzelne Ramification in das Sehorgan hineinerstreckt: — bei den dritten ist die Amaurose nur eine einzelne, wenn auch etwa für den Augenblick die einzige Aeusserung einer weit verbreiteten, constitutionellen Krankheit, ein Symptom derselben, welches bei geringer Heftigkeit und kurzem Zeitbestande wirklich gleich anderen Symptomen derselben Krankheit wieder spurlos vorübergeht, aber unter den entgegengesetzten Bedingungen und Verhältnissen zur Selbstständigkeit und zum bleibenden Bestande in dem ursprünglich nur leicht und symptomatisch afficirt gewesenen Organe gelangen kann. Wirklich hat die symptomatische Amaurose, z. B. die epileptische, das eigenthümliche, dass sie zuerst nur als Symptom des epileptischen Anfalles auftritt, mit ihm entsteht und wieder verschwindet, zuletzt aber unter gegebenen Bedingungen bleibend wird, und bei dem Aufhören des epileptischen Anfalles nicht wieder wie früher cessirt, sondern von jetzt an auch in den Intervallen zwischen den epileptischen Anfällen immer gleichmässig fortdauert.

Als idiopathische Amaurose müsste nun eigentlich diejenige betrachtet werden, welche von der Netzhaut, vom Sehnerven oder von den diesen zunächst angehenden Hirntheilen ausgeht. Denn erst diese drei constituiren in ihrer Gesammtheit und lebendigen Verbindung das Sehorgan, und sie sind unzertrennlich in der innern Einheit und Begriffs-Vollkommenheit des Sehorganes verbunden. Sie sind nicht getrennte, isolirte, sie sind zusammengehörende, lebendig zusammenhängende Gebilde. Die Netzhaut ist nicht bloss eine häutige Ausbreitung des Sehnerven, sondern mit diesem zugleich eine Hirnverlängerung. Die Netzhaut erhält und behauptet ihr Perceptions-Vermögen nur durch und in ihrem Zusammenhang mit dem Sehnerven; dieser aber vermag ihr nur in selbsteigenem Zusammenhang mit dem Hirn solches Perceptions-Vermögen zu ertheilen und sein eigenes Leitungsvermögen zu behaupten.

Demgemäss müsste die Amaurose, die von jenen encephalischen Gebilden ausgeht, welche die Hirnanfänge des Sehnerven bilden, als idiopathische — und die von andern Hirntheilen ausgehende Amaurose als deuteropathische betrachtet werden. Da aber durch eine solche Trennung die encephalische Amaurose ungebührlich zerstückt, und die Lehre von ihr des innern wissenschaftlichen Zusammenhanges beraubt würde: — da ausserdem die Hirnanfänge des optischen Nerven noch nicht mit vollkommener Zuversicht ausgemittelt, auch die präsumptiven Hirnanfänge desselben mit andern adjacirenden Hirntheilen genau und innig verbunden sind; so bestimme ich jede vom Hirn in was immer für einer Region desselben ausgehende Amaurose als encephalische und somit deuteropathische: wodurch bei dieser vorausgeschickten Bemerkung der Genauigkeit und Correctheit der nosologischen Bestimmung kein Abbruch geschehen wird.

Es giebt eine vom Sehnerven ausgehende Amaurose, welche in dem aufgehobenen Leitungs-Vermögen desselben von der Netzhaut zum Hirn ihren Grund hat. Von seinen beiden Portionen, der encephalischen und orbitalen, schliesst sich jene auch in pathologischer Beziehung zunächst an die encephalischen Gebilde an, mit ihnen bei krankhafter Verfassung das gleiche Schicksal theilend; — die orbitale aber kann auch die retinale genannt werden, indem sie zunächst und unmittelbar mit der Netzhaut zusammenhängt, immer gleichzeitig mehr oder weniger mit dieser erkrankt und an den Retinalamaurosen einen innigen Antheil nimmt. Die Lehre von diesen würde nimmer vollständig und klar in sich abgeschlossen sein, wenn nicht auf das Orbital-Stück des Sehnerven dabei die gehörige Rücksicht genommen würde: — und in der Lehre von der encephalischen Amaurose können die Affektionen und pathologischen Veränderungen seiner encephalischen Portion nicht ausser Bewegung gestellt bleiben. Es ist daher der Kürze, grössern Klarheit und richtigeren Anordnung gemäss, bei der Retinalamaurose die Krankheiten des Orbital-Stückes des Sehnerven, und bei der Hirnamaurose jene seiner encephalischen Portion abzuhandeln: wobei aber nicht zu vergessen ist, dass beide Portionen nicht getrennte und verschiedene Organe, sondern nur innigst verbundene Theile Eines und desselben Nerven sind. Der Erfolg der Ausführung soll die Richtigkeit und Zweckmässigkeit dieser Anordnung rechtfertigen.

Idiopathische Amaurose.

Die retinale gilt hier als Bezeichnung jeder idiopathischen Amaurose überhaupt; so wie auch in den frühern Expositionen die Netzhaut u. s. f. als Repräsentant des ganzen optischen Apparates öfters bezeichnet wurde.

Die Retinal-Amaurose unterscheidet sich durch

folgende **Indicien von andern (deuteropathischen und symptomatischen) Amaurosen.**

1. Die hervorbringende Ursache hat direkt auf das Auge eingewirkt: eine traumatische Verletzung, Insolation, zu heftige Lichteinwirkung, zu heftige Anstrengung der Augen etc.

2. Ein Leiden eines andern Organes, von welchem die Amaurose ausgegangen sein könnte, und ein allgemeines constitutionelles Leiden ist nicht zu entdecken; da, wo kein solches stattfindet, kann eine vorhandene Amaurose nur eine idiopathische sein. Aber bei deren Gegenwart und ohngeachtet derselben können doch idiopathische Amaurosen entstehen. Eine Amaurose bei einem Scrophulösen, Syphilitischen oder an Leberhypertrophie Leidenden ist darum nicht geradezu scrophulös, syphilitisch oder hepatisch.

3. Die 5 Formen der Amaurose treten der retinalen, jede einzeln, geschiedener und deutlicher charakterisirt hervor. Der Erethismus, die Congestionirung, der entzündliche Prozess, der Torpor oder die Paralyse sprechen sich deutlicher und bestimmter im Auge aus. —

Auch bei deuteropathischen und symptomatischen Amaurosen zeigen sich diese Charaktere, aber doch nur indirekt und sekundär, daher weniger prononcirt und in nicht so sehr und leicht kenntlichem Ausdrucke. Nämlich wenn eine pathologische Thätigkeit von einem andern zuerst ergriffenen Organe auf das Auge hingeleitet wird, oder wenn eine allgemeine constitutionelle Krankheit sich auf das Auge als Glied des Gesammtorganismus reflektirt, wird dasselbe gleichfalls in den Zustand des Erethismus, der Hyperämie, der Phlogosis, des Torpor oder der Paralyse versetzt: und zwar wird hier der Charakter der Amaurose in der Regel durch den Charakter der ursprünglichen und Hauptkrankheit, ihre erethische, stürmisch congestive, entzündliche torpide oder paralytische Natur und Beschaffenheit bestimmt.

4. Bei idiopathischen Amaurosen treten die Gewebsveränderungen und cadaverischen Symptome bestimmter und schärfer marquirt hervor. Nach deuteropathischen und symptomatischen Amaurosen können sie ganz fehlen. Sind sie zugegen, so sind sie jedenfalls nur consecutiv; sie können nur Wirkungen, nie Ursachen der Amaurose sein.

Die Retinal-Amaurose hat zwei Unterarten: ich unterscheide:

1. Die durch dynamisch wirkende Schädlichkeiten hervorgebrachte. Solche sind:

a. Insolation

b. absolut- oder relativ- zu heftige Lichteinwirkung.

c. Hyperopsie und im Gegensatz derselben

d. Anopsie.

2. Die durch mechanische Beschädigungen hervorgerufene. Solche sind:

a. Erschütterung.

b. Zerreissung.

c. Durchstechung.

d. Compression der Netzhaut durch die reklinirte Staarlinse, durch den angeschwollenen, hypertrophischen, indurirten, verknöcherten Glaskörper, durch den ausgedehnten hydropischen *Arnold*'schen oder *Jacobs*'schen serösen Sack.

e. Strangulation, Einschnürung, concentrische Zusammenpressung der Netzhaut durch die entzündete Choroidea oder Sclerotica: — durch Knochenplatten, welche sich im *Arnold*'schen oder *Jacobs*'schen Sack gebildet haben.

Die

Die Amaurose von Insolation ist gewöhnlich fulminirend apoplectisch, sie ist zuweilen heftig plogistisch. — Die Amaurose von zu heftiger Lichteinwirkung und von Hyperopsie ist erethisch, congestiv oder entzündlich: jene von Anopsie ist immer primär-torpid.

Bei den traumatischen Amaurosen folgt auf zuweilen eingetretenen momentanen Torpor nothwendig und alle Zeit Reaktion. Die Compressions- und Strangulations-Amaurosen sind insgesammt und schon anfänglich torpid und paralytisch.

Die vom Orbitalstück des Sehnerven ausgehenden Amaurosen coindiciren für ihre Entstehung durch dynamisch wirkende Schädlichkeiten mit den retinalen, und haben mit diesen gleichen qualitativen Charakter. Denn da die Netzhaut nur die membranöse Entfaltung des Sehnerven ist, so wirken die gleichen Ursachen auf beide in gleicher Weise: und sie theilen sich gegenseitig in der Continuität ihre Affectionen mit. Dagegen waltet für die mechanische Entstehungen zwischen der retinalen und sehnervigen Amaurose eine bedeutende Verschiedenheit ob.

1. Der Sehnerve erleidet bei jedem Vorfall des Augapfels, wovon immer dieser herrühre, z. B. von einer ihn verdrängenden Orbitalgeschwulst, — eine Dehnung und Verlängerung. Bei einem gewissen, selbst nicht geringen Grade der Ophthalmoptosis behält er noch zur Verwunderung sein sensorielles Leitungs-Vermögen; aber bei einem noch höheren Grade der Dehnung wird dasselbe immer mehr beschränkt, und zuletzt ganz aufgehoben.

2. Dasselbe ist der Fall bei Discontinuität, Zerreissung oder Durchschneidung des Sehnerven.

3. Ebenso bei tief in die Orbita eindringenden Stichwunden, wenn bei diesen der Sehnerve durch-

stochen wird, wodurch sein Leitungs-Vermögen bei nicht gänzlicher Entzweiung zwar nicht direkt aufgehoben, aber doch seine Function in bedeutendem Grade gestört wird.

4. Sein Leitungs-Vermögen wird aber ganz aufgehoben durch Compression. Diese kann geschehen durch Orbitalgeschwülste jeder Art, Balggeschwülste, Hydatiden, Exostosen, Aneurysmata der Arteria ophthalmica, Orbital-Telangiectasieen, Geschwülste der Thränendrüsen, Ausdehnung der Stirn- oder Oberkieferhöhlen, bei Empyem derselben, oder bei sich darin entwickelnden Pseudoplasmen, — durch diese Afterbildungen selbst, wenn sie durch die perforirten Scheidewände einen Fortsatz in die Orbita entsendet haben, — durch encephalische Geschwülste, welche sich bei allmähliger Vergrösserung einen Weg in die Orbita bahnen, und nun dieselben Wirkungen wie ursprüngliche Orbitalgeschwülste hervorbringen, Solche Geschwülste verursachen anfangs nur einfache Compression, später wenn sie einmal Ophthalmoptosis veranlasst haben, zugleich Dehnung und Verlängerung des Sehnerven.

Die Amaurose von Dehnung ist anfangs gereizt, wird später torpid: — die von Zerreissung ist sogleich paralytisch: — jene von Stichverletzung ist entzündlich: — jene von Compression kann kurze Zeit hindurch gereizt sein, sie wird aber sehr bald paralytisch.

Gewebs-Degenerationen des Sehnerven machen denselben zur Vollbringung seiner Funktion gleichfalls untauglich und bewirken Amaurose, wenn diese nicht schon früher vorhanden war.

Die Unterscheidung der sehnervigen Amaurose von der retinalen beruht auf der Erforschung der Causalitäten, der anamnestischen Momente und der concommitirenden Krankheiten. Bei der ersten sind schon einige Symptome der encephalischen Amaurose, wenn auch in geringerem Grade vorhanden, indess sie bei der retinalen gänzlich fehlen; Schmerz, wenn er vorhanden ist, äussert sich häufig hinter dem Augapfel im Hintergrunde der Orbita und erstreckt sich von da in die Schädelhöhle hinein.

Deuteropathische Amaurose.

Erste Art: die encephalische.

Die erste Art der deuteropathischen Amaurose ist die encephalische, zu welcher ich auch die von der encephalischen Portion des Sehnerven ausgehende rechne.

Die encephalische Amaurose entsteht, wenn die auf den Sehakt sich beziehende Hirnthätigkeit beschränkt oder aufgehoben ist.

Sie hat fünf Unterarten:

a. Die encephalitische. Nicht bei Meningitis, wohl aber bei Encephalitis tritt unter gewissen Bedingungen Amaurose ein, welche, wenn der Arzt nicht vollkommene Zertheilung der Hirnentzündung erzielt, sondern Nachkrankheiten zurückbleiben, andauernd wird. Von dieser Art ist die auf der Höhe des typhösen Fiebers zuweilen entstehende Amaurose.

b. Die apoplektische. Sie ist Folge des Hirnschlages, tritt gleichzeitig mit diesem ein, und bleibt nach dem apoplektischen Anfalle zurück. — Sie ist, wenn auch nicht immer, doch meistens vollkommen, ja absolut: — die paraytische Form ist sogleich im Anfange vorhanden: und gewöhnlich Blepharoplegie, meistens auch Strabismus paralyticus mit ihr verbunden. Sie ist und bleibt oft nur monolateral.

Die anatomischen Charaktere sind jene des Hirnblutschlages.

c. **Die hydroencephalische** bei Kindern begleitet sowohl den Hydrocephalus acutus als chronicus, ist in beiden Fällen bilateral: bleibt im ersten oft unvollkommen; im zweiten wird sie jedesmal vollkommen; ist in diesem mit unwillkührlichen scheinbaren Rotationen beider Augäpfel, in jenem immer mit Divergenz der Sehaxen und mit Strabismus, — in beiden mit grosser Mydriasis verbunden. Zuweilen besteht Hydrophthalmos bei der chronischen Form.

Nach kurzem Erethismus und subphlogistiger Beschaffenheit wird die erste torpid: — die zweite ist sogleich anfangs paralytisch.

c. **Die convulsivische puerile** oder **Dentitions-Amaurose.**

Da die Convulsionen der Kinder in und ausserhalb der Dentitions-Periode immer von gereiztem und congestionirtem Zustande des Hirnes und Rückenmarkes in kausaler Dependenz stehen, und da sie so oft eine hydroencephalische Affektion begleiten oder zum voraus verkünden; so findet diese nach Convulsionen im kindlichen Alter und zur Zeit des ersten Zahnausbruches zurückbleibende Amaurose am füglichsten hier ihren Platz, um so mehr als sie auch in der Symptomatologie ganz mit der hydroencephalischen übereinstimmt, von ihr oft äusserst schwer zu unterscheiden ist, und mit ihr auch anderweitig gleiche Bedeutung hat. Nemlich sie ist die Folge eines im Irritations-Stadium stehen gebliebenen und nicht bis zur Ergiessung fortgeschrittenen Hydrocephalus selbst.

d. Die **encephalische Amaurose von Compression oder Degeneration gewisser Hirntheile** und des Sehnervens während seines encephalischen Verlaufes. Die Hirntheile, deren Affection öfters Amaurose erzeugt, sind der Sehhügel, der gestreifte Körper, die Vierhügel, die olivenartige Prominenz des verlängerten Markes, der Boden der dritten Hirnhöhle. Die Compression kann durch in die Schädelhöhle eingedrungene fremde Körper, sie kann durch encephalische Geschwülste, durch Exostosen und ergossene Flüssigkeiten geschehen. Jede Art von Degeneration, die Erhärtung, Erweichung, die Vereiterung, die tuberkulöse und Markschwammartige Degeneration etc. der genannten Hirntheile bringt Amaurose hervor. Heftiger Kopfschmerz von eigenthümlicher Art, langsame Entstehung, nicht stetiges sondern ruckweises Fortschreiten, Stumpfsinn, Gleichgiltigkeit, keine Sehnsucht und kein Verlangen wieder sehend zu werden, Blepharoplegie und Strábismus paralyticus charakterisiren die Krankheit.

In der Regel ist (ausnahmsweise von andern encephalischen Amaurosen) Myosis vorhanden aber mit Iridoplegie verbunden. Hat jedoch die Ursache des Hirndruckes nahe an der Basis cranii z. B. in der dritten Hirnhöhle ihren Sitz, so entsteht wegen gleichzeitiger Compression des Nervus oculomotorius Mydriasis.

Die Amaurose kann kurze Zeit hiudurch gereizt sein, wird aber bald torpid und selbst paralytisch.

e Zu der encephalischen Amaurose bildet die spinale einen Anhang, um so mehr, als es noch zweifelhaft ist, ob sie nicht vielleicht mehr vom kleinen Gehirn und vom verlängerten Marke als vom Rückenmark selbst ausgeht, bei Onanisten, und Solchen welche in der physischen Liebe sehr ausgeschweift haben.

Die Symptome der Tabes dorsalis. Grosse Abmagerung. Spinalschmerzen, aber keine Cephalalgie, höchstens Occipitalschmerz: Paralysis oder Paresis der untern Extremitäten; Incontinenz des Urines. Langsame Entstehung: zuweilen längere Zeit andauerndes Stehenbleiben auf einer gewissen Entwicklungsstufe: dann aber wieder plötzliche Progression — zuletzt immer gänzliche Blindheit: — zuweilen erethische, leicht congestive, dann wesentlich torpide Beschaffenheit meistens schon im Anfang: — mehr als bei andern Amaurosen: — immer atrophisch. — Sie kann bei arthritischer und Abdominal-Complication die glaukomatöse Form annehmen.

Zweite Art: die Abdominalamaurose.

Den Gegensatz der cerebralen bildet in jeder Beziehung (auf Entstehungsweise, Verlaufsart, qualitativen Charakter etc. etc.) die Abdominal-Amaurose.

Bemerkenswerth ist es, dass die Eingeweide der Brusthöhle bei ihren respektiven Leiden die amaurotische Reaktion nicht leicht und höchst selten hervorrufen, so dass selbst bei Herzkrankheiten in allen Phasen und Verwicklungen derselben kein schwarzer Staar entsteht, welcher als von jenen direkte abhängend betrachtet werden könnte; da umgekehrt diess bei Passionen der Abdominal-Eingeweide sehr gewöhnlich ist. Die Ursache dieser Disparität liegt offenba in der Prädynamie des Gangliensystemes im Bauchfellsacke.

Die Abdominal-Amaurosen entstehen durch Zuleitung krankhafter Affektionen der Abdominal-Eingeweide mittelst der Ganglienkette zum Ciliarnervensystem, und durch Blutkongestion gegen Kopf und Aug bei unfreiem und gestörtem Blutlauf im Pfortadersystem. Beide Elemente concurriren immer bei ihrer Erzeugung: bald aber ist im konkreten Krankheitsfall das Eine Element, bald das andere, das nervöse oder das haematöse, vorherrschend. Sie sind wesentlich congestiv und torpid: — nie rein erethisch, nicht leicht jemals entzündlich, — nie vollständig paralytisch.

Charakteristisch ist ihre langsame Entstehung, allmählige und stetige Verschlimmerung bis zu einem gewissen Grade, wo sie, ohne weiter fortzuschreiten, als unvollkommene Amaurosen, — stehen bleiben.

Die diagnostischen Symptome sind: dumpfer, drückender, betäubender Kopfschmerz in der Stirngegend (das Bret vor der Stirne, der eiserne Reif um das Haupt), Schwindel: — immer Myodesopsie und andere Scotome. — Dem Kranken ist es bald dunkelschwarz, bald weissgrau vor den Augen: — Visus interruptus (nicht evanidus). — Schmutzig gelbe Farbe der Bindehaut, der Facialhaut in der ringförmigen Einfassung der Augenlider und um die Mundwinkel herum. Die Iris-Symptome prävaliren in bedeutend hohem Grade, mehr als bei irgend einer andern Amaurose, über die retinalen und optischen. Infarkt der Regenbogenhaut, Torpor ihrer Bewegungen, aber nicht leicht totale Iridoplegie. Grosse Mydriasis, — horizont ovale Pupille: Ectropium der Uvea. — Bedeutende wenigstens äussere Varicosität der Blutgefässe des Augapfels.

Die meisten Symptome entwickeln sich augenscheinlich im Ciliarnervensystem, und das optische System leidet nur indirekt durch jenes, daher mehr inconstant und in verhältnissmässig geringeren Graden.

Abdominal-Amaurosen sind:

1. Die Saburral-Amaurose.

Schon ein vorübergehender Saburralzustand des Magens als Folge von Indigestion kann eine gleichfalls vorübergehende unvollkommene, immer mit Schwindel, dumpfen, drückendem Kopfschmerz verbundene Amaurose hervorbringen. Die Augen sehen dabei sehr matt und wie gebrochen aus. Dieser Zustand ist mit Brechreiz, Vomiturition verbunden und geht dem wirklichem Eintritte des Erbrechens unmittelbar voraus, — nach dessen Eintritt er wieder verschwindet. Ohngefähr gleiche Bedeutung hat:

2. die **crapulöse Amaurose**, als gleichfalls einem vorübergehenden Zustande angehörig, und mit der Inebriation wieder aufhörend. Aber durch öftere und habituelle Wiederholung desselben bei Säufern entsteht zuletzt eine bleibende bedeutende Amblyopie — selbst unvollkommene Amaurose.

Diese coexistirt mit dem Vomitus heluonum, mit dem Delirium tremens, ist von der eigenthümlichen Verstimmung des Magens, und von der aus diesem durch den Nervus vagus zum Hirn hingeleiteten, durch den täglich wiederholten, und scheinbar zum Bedürfniss gewordenen Missbrauch alkoholischer Getränke bewirkten Irritation abhängig. Bei derselben, wenn sie mit Delirium tremens Suttonii verbunden ist, oder demselben als Symptoma prodromum vorhergeht, ist nebst dem sauren Geruch aus dem Halse, dem Uebelbefinden am frühen Morgen bei noch nüchternem Magen, dem täglichen sauren und schleimigen matutinalen Erbrechen — dem Gliederzittern etc. — unter den eigentlich amaurotischen Symptomen die Scotopsie in den wunderlichsten Gestalten, als Delirium retinae, und die scheinbare zitternde schwankende Bewegung der sichtbaren Gegenstände, die Myopsie etc. charakteristisch. Die Amaurose bleibt unvollkommen, ist anfangs noch erethisch, wird aber bald torpid.

3. **Abdominal-Amaurosen** jedoch ebenfalls mit encephalischer Complication, auch mit allgemeiner heftiger Reizung des ganzen Nervensystems verbunden, scheinen auch diejenigen gewesen zu sein, welche *Beer* nach heftigem aber verbissenem Zorne entstehen sah, und deren einige er durch schnell dargereichte Brechmittel gehoben hat.

Gleiches gilt von der amaurotischen Erstarrung des Auges nach heftigem Schrecken und nach andern erschütternden Gemüthsbewegungen, besonders wenn diese sogleich nach der Mahlzeit und bei überfülltem Zustande des Magens plötzlich und unerwartet eintreten. Diese Amaurosen verhalten sich wie der unter gleichen Umständen zuweilen erfolgende Hirnblutschlag, — sind auch mitunter wohl von diesem abhängig und daher mehr encephalisch.

4. Die verminöse Amaurose, am häufigsten bei Kindern: vom Spulwurm und Bandwurm, nicht leicht vom Fadenwurm; meistens unvollkommen, zuweilen erethisch, nie congestiv, meistens torpid. — Blaue Ringe um die Augen — ein zweiter solcher ziemlich breiter blauer Ring in der Sclerotica um die Hornhaut herum — unstäte Bewegungen des Augapfels, Nictitation und öfteres Zucken der Gesichtsmuskeln: — activer bilateraler, auch passiver monolateraler Strabismus. Bedeutende Mydriasis ohne Iridoplegie, — Der Pruritus in der Nase ist wegen gleichzeitiger Affection des Ramus nasalis nervi ophthalmici in ausgezeichnetem Grade vorhanden. Lacrymation wegen jener des Ramus lacrymalis desselben Nerven.

In Fällen, wo Amaurosen (oder psychische Krankheiten) mit dem Bandwurm coexistiren, hängen diese nicht immer, wenigstens nicht allein, von seiner Gegenwart im Darmkanale ab; denn nicht selten dauern, wie ich leider gesehen habe, solche Krankheitsformen nach der vollständigen Expulsion des Wurmes noch unverändert fort.

Die bisher betrachteten Amaurosen, besonders die drei ersten Formen tragen den abdominalen Character noch weniger rein und deutlich ausgeprägt an sich. Die Affection des Hirnes und des Gesammtnervensystemes fehlt nicht leicht ganz, ist öfters entschieden vorherrschend, so dass sie in solchen Fällen öfters mehr als deuteropathisch-encephalisch oder als vom Gesammtnervensystem ausgehend, denn als abdominal betrachtet werden müssen. Auch gehen sie unter den Unterleibs-eingeweiden mehr vom Magen, in welchem noch der cerebrale Nervus vagus vorherrscht, als von den übrigen mit ganglиösen Nerven versehenen Abdominalorganen aus: und haben daher weniger den ganglиösen Charakter, welcher den Abdominal-Amaurosen eigenthümlich ist. Die wahren und eigentlichen Abdominal-Amaurosen sind daher:

5. Die Visceral-Amaurosen, welche von Stockungen in den Bauchhöhleneingeweiden, von Trägheit und Unregelmässigkeit des Blutumlaufes in den Abdominalgefässen, besonders im Pfortadersysteme, von unvollständig entwickelter Hämorrhoidalkrankheit, von Anschoppungen und Infarkten im Darmkanal, besonders im Dickdarme, von Physkonie, Hypertrophie, von Tuberkeln, Steatomen, Hydatiden in der Leber, oder in der Milz u. s. f. abhängen. Diese eigentliche Abdominal Amaurose ist sehr frequent, besonders bei Männern, welche bei sitzender Lebensart ohne hinreichende körperliche Bewegung in eingeschlossener, verdorbener Luft, bei schlechter täglicher und besonders nächtlicher Beleuchtung (künstliche Verlängerung des Tages) ohne zureichenden Schlaf ihre Augen zum Lesen, Schreiben oder zu gewissen Professionsarbeiten heftig und unausgesetzt anstrengen. — Sie trägt die oben angegebenen Charactere der Abdominal-Amaurose vollständig und am deutlichsten ausgeprägt an sich. Sie ist wesentlich congestiv-torpid.

Zu den Unterleibs-Eingeweiden gehören nach den recipirten anatomischen Bestimmungen auch die Beckenorgane. Die aus diesen entspringenden Amaurosen haben aber vermöge des eigenthümlichen antagonistischen Verhältnisses des Beckens gegen das Haupt und das in dieser letzten Körperregion gelagerte Auge — manches particulare, was bei andern Abdominal-

Amaurosen nicht vorkömmt. Daraus ist das eigenthümliche Verhältniss der Hämorrhoidal- und Menstrual-Amaurose herzuleiten.

Die Amaurose kömmt sehr häufig bei Menschen vor, welche an Hämorrhoiden leiden. Bei der grösseren Hälfte der Amaurotischen ist diess der Fall. Ein solches Zusammentreffen kann nicht lediglich zufällig sein. Vielmehr ist die Hämorrhoidalkrankheit ein sehr wichtiges pathogenetisches Moment der Amaurose. Ueber das Wesen der Hämorrhoidalkrankheit haben die geistreichen Untersuchungen von *Stieglitz* ein neues Licht verbreitet. Möchten von Diesem auch einige Strahlen das Dunkel der Hämorrhoidal-Amaurose erleuchtet haben. —

Die Hämorrhoidalkrankheit bei welcher die varicöse Erweiterung einiger Venen des Mastdarmes wohl den kleinsten, und mindest erheblichen Theil ihres Wesens ausmacht, ist gewöhnlich mit dem Infarkt und den übrigen oben angegebenen pathologischen Zuständen der Abdominal-Eingeweide verbunden, und daher hat die aus diesen entspringende oben in allgemeinen Umrissen angedeutete Amaurose meistens den hämorrhoidalen Charakter — oder umgekehrt bei der Hämorrhoidal-Amaurose bemerkt man die charakteristischen Symptome der Abdominal-Amaurose, wie sie oben näher angegeben wurden, und sie hat den dieser eigenthümlichen congestiv-torpiden Charakter.

Aber es giebt auch eine Hämorrhoidal-Amaurose, welche als Suppressionskrankheit auftritt, — bei unentwickelten, nicht zur Ausbildung gelangenden, aber von der Natur intentirten, und ein unabweisbares Bedürfniss darstellenden — oder bei wirklicher Unterdrükkung früher bestandener habituell und zum Bedürfniss gewordener Hämorrhoiden. Eine solche als Suppressionskrankheit bestehende Hämorrhoidal-Amaurose ist mindestens erethisch-congestiv, nicht selten heftig phlogistisch, — aber sehr geneigt schnell in Torpor, ja in den Blutschlag der Netzhaut und des Sehnerven überzugehen.

Die Menstrual-Amaurose hat viel ähnliches und übereinstimmendes mit der Hämorrhoidal-Amaurose. Den bei dieser vorkommenden Stockungen und Infarcten der Leber, der Milz etc. entsprechen analoge krankhafte Zustände des Fruchthälters und der Ovarien. Die Menstrual-Amaurose verhält sich zur hysterischen wie die hämorrhoidale zur hypochondrischen. Auch sie erscheint am öftersten als Suppressionskrankheit bei in den Jahren der Pubertät nicht eintretenden oder verspäteten und unvollständig entwickelten Regeln, — oder auch bei deren Unterdrückung, nachdem sie früher gehörig und ergiebig von Statten gegangen waren. Unter diesen Umständen hat sie gleichfalls mindestens den erethisch-congestiven, nicht selten einen ausgezeichnet-entzündlichen Charakter.

Als Menstrual-Amaurose kann auch diejenige betrachtet werden, welche bei Frauen so oft in den Jahren der Decrepidität, und bei dem Aufhören der Menstruation zuerst monolateral auftritt, sehr bald bilateral wird, congestiv-entzündlich ist, unter den heftigtigsten Kopfschmerzen mit allgemeiner innerer und äusserer Varicosität des Augapfels die glaucomatöse Form gewinnt, und noch schneller als selbst das arthritische Glaucom die Sehkraft bis auf die letzte Spur vernichtet.

Nicht bloss die Eingeweide der Kopf- und Bauchhöhle können bei ihren respektiven Affektionen die amaurotische Reaktion kervorrufen: auch bei Passionen anderer Organe kann unter gegebenen Bedingungen der gleiche Metaschematismus sich bilden.

Wenn es wahr ist, dass Amaurosen von einem cariösen Zahn entsprungen sind, nach dessen Extraction sie wieder verschwanden, was mehrere Beobachter berichten, — dass das Abschneiden der Kopfhaare bei einem Menschen den schwarzen Staar zur Folge hatte, bei deren Nachwuchs das verlorne Sehvermögen wiederkehrte, und dass dieser Wechsel durch die Wiederholung dergleichen Ursachen sich selbst gleichfalls mehrere Male wiederholte, wie *Stalpartus van der Wiel* erzählt, — so können, vorausgesetzt, dass der Thatbestand gehörig constatirt sei, dergleichen Amaurosen unter die deuteropathischen füglich eingereihet werden.

Symptomatische Amaurosen.

Diejenigen allgemeinen constitutionellen Krankheiten, welche laut Zeugnisses der Erfahrung symptomatische Amaurose hervorbringen, sind:

1. Einige Neurosen.
2. Mehrere Dyscrasieen.
3. Acute und chronische Dermatosen.

Es können auch Krankheiten aus andern nosologischen Klassen symptomatische Amaurose erzeugen. Für künftige hieher bezügliche sichere Beobachtungen ist hier der Cadre offen gelassen.

Von Neurosen ausgehende Amaurosen.

Unter die anzuschuldigenden Neurosen gehört die Epilepsie, Hysterie, Hypochondrie, das intermittirende Fieber, wenn der Grundcharacter desselben, wie es scheint, wirklich neurotisch ist.

Die vom Gesammtnervensystem überhaupt (nicht gerade von den zu dem Auge in näherer und directer Beziehung stehenden Centraltheilen desselben) ausgebenden Amaurosen haben das eigenthümliche dass sie meistens bilateral entstehen und sich gleichmässig auf beiden Augen fortbilden. Nämlich die Ursache der Amaurose ist eine gleichmässig im Nervensystem verbreitete krankhafte Thätigkeit: und diese wirkt auf beide Sehnerven in gleichem Masse störend ein. Bei idiopathischen Retinal-Amaurosen, auch bei einigen deuteropathischen, verhält sich diess anders.

Die epileptische Amaurose. Unter jedem epileptischen Anfalle tritt ein amaurotischer Zustand ein: das Auge ist weit geöffnet, starr, meistens in gerader Stellung nach vorne gerichtet, aus welcher man dasselbe durch Fingerdruck nicht leicht verschieben kann, die Pupille ist sehr erweitert, die Iris ganz unbeweglich, der Kranke stockblind. Selbst das Licht einer nahe vor das Auge gehaltenen Kerze bringt weder Lichtempfindung nach Iris-Bewegung hervor. Mit dem epileptischen Anfalle hört der amaurotische Zustand wieder auf: er erneuert sich aber bei jedem künftigen Anfalle. Wenn daher heftige epileptische Anfälle sich sehr oft und mit kurzen Intervallen wiederholt haben, so bleibt Amblyopie auch ausser der Zeit der Anfälle zurück, und diese kann bei allmähliger Steigerung endlich in wirkliche (meistens unvollkommene) Amaurose übergehen; oder nach einem sehr heftigen, besonders apoplectisch-epileptischen Anfalle kann auch die während desselben eingetretene vollkommene Amaurose ohne Remission fortbestehen, und so andauernd werden.

Sie ist paralytisch, gewöhnlich bilateral, auf beiden Augen gleichzeitig im gleichen Grade entstehend, und gleichmässig sich fortbildend, was nicht leicht bei andern als den amaurotischen Amaurosen der Fall ist, — es zeigt sich ein eigenthümlicher, dumpfsinniger Ausdruck des Auges und grosse Mydriasis.

Bei cataleptischen Anfällen zeigt sich kein amaurotischer Zustand. Bei ihnen sind nur die motiven Nerven paralysirt, die sensitiven funktioniren ungestört: bei epileptischen dagegen sind die Sinnes-Nerven unempfindlich für äussere Eindrücke. Es giebt daher, indess in den motiven Nerven heftige reactive Entladungen statt finden, keine cataleptische Amaurose.

Die hysterische Amaurose. Bei hysterischen Anfällen tritt niemals ein amaurotischer Zustand ein, und gerade die Abwesenheit derselben (und die nicht starre und unbeweglich fixirte, sondern meist halb offene Beschaffenheit und übergrosse Beweglichkeit des Auges) ist eines der characteristischen Unterscheidungs-Zeichen epileptischer und (heftiger, sehr gewaltsamer) hysterischer Anfälle, in welchen die Seele wohl die Herrschaft über die motorischen aber nicht über die senstiven Nerven verliert. Daher bleibt auch Amaurose niemals nach hysterischen Anfällen zurück; ein höherer Grad derselben kömmt überhaupt nicht leicht bei hysterischen Weibern vor. Um so gewöhnlicher aber ist die hysterische Amblyopie mit erethischem, weniger congestiven Character, mit Augenschmerz von eigenthümlicher Art (Ophthalmodynia, Tic douloureux des Auges) mit Hippus, spastischer Nictitation und Nystagmus, — mit eigenthümlichen Glanze der Cornea und profuser Lacrymation.

Sie trägt den Typus der erethischen Amblyopie am meisten ausgeprägt an sich: — diese wird daher auch von einigen Schriftstellern geradezu hysterische Amaurose genannt; und ist wirklich nichts anders als eine Hysteria oculi.

Die hypochondrische Amaurose beschränkt sich gleichfalls meistens auf Amblyopie und fehlerhaftes Sehen, zeichnet sich besonders durch Myodesopsie und Scotopsie aus, so dass diese selbst als eine Hypochondria oculi betrachtet werden kann. Sie ist immer erethisch-congestiv, und zwar das letzte in ausgezeichneten und in höherem Grade als die hysterische. Sie participirt übrigens an dem Charakter der Abdominal-Amaurosen.

Die am meisten (κατ' ἐξοχήν) rein symptomathische Amaurose ist diejenige, welche als Symptom einer Febris legitima intermittens quotidiana, tertiana oder auch quartana auftritt, zur bestimmten Zeit mit dem Anfalle entsteht, während desselben andauert, uod mit ihm wieder verschwindet. Es kann auch ein anderer den quartanen überschreitender, ein weit längeres Interwall umfassender Typus zum Grunde liegen. Sie ist zuweilen mit den andern gewöhnlichen Fiebersymptomen begleitet: Febris intermittens amaurotica (wie in andern Fällen apoplectica, emetica,) oder diese können auch wenigstens für ihren grössern Theil fehlen, Febris intermittens larvata amaurotica: — nämlich die für sich allein ohne Begleitung mit andern Fiebersymptomen periodisch wiederkehrende Amaurose bildet hier die Larve des versteckten Wechselfiebers. Unterdessen zeigt sich bei dieser (wenn auch Frost, Hitze &c. fehlen) gewöhnlich doch zur Zeit der Anfälle grosse fieberhafte Ermattung, Abgeschlagenheit der Glieder, Cephalon, und nicht selten Sedimentum lateritium im Urin.

Dyskrasische Amaurosen. Die auf eigenen Diathesen und Dyskrasieen beruhenden Amaurosen hängen genau mit den dyskrasischen Augenentzündungen zusammen und haben gleich diesen einen spezifischen Charakter. Sie sind insgesammt und mehr als andere Amaurosen entzündlich; jedoch ist bei ihnen das Entzündliche eben durch die vorhandene eigenthümliche Dia-

Diathese und Dyskrasie nieder gehalten und spezifisch modificirt.

Nämlich die dyskrasischen Augenentzündungen sind selten ursprünglich und wesentlich Dyctitis; sie sind meistens Syndesmitis, Keratitis, Sclerotitis, Hydatotitis, Choroideitis, Iritis u. s. f. Die Lehre von den dyskrasischen Amaurosen ist daher eine Ergänzung der Lehre von der Augenentzündung und die hier zu lösende Aufgabe ist: darzuthun, wie und unter welchen Bedingungen solche spezifische Diathesen und Dyskrasieen, wenn sie in das Auge treten, mit Umgehung des ihnen zunächst und eigenthümlich entsprechenden Substrates sich auf die Netzhaut und den Sehnerven werfen, oder von jenem Substrate aus, nachdem sie in ihm sich fixirt haben, auf die Netzhaut und den Sehnerven sich reflektiren und Funktionsstörungen derselben hervorbringen.

Die katarrhalische Amaurose. Schon jede gewöhnliche, etwas heftige Coryza ist mit einigem, aber vorübergehendem Erethismus der Netzhaut, daher mit Flimmern, Schimmern und Blitzen vor den Augen verbunden. Aber bei plötzlicher Suppression der Coryza entsteht zuweilen eine unvollkommene Amaurose von subinflammatorischer Beschaffenheit, mit heftigem Schmerz in der Stirnhöhle, mit Erweiterung und Verziehung der Pupille gegen den äussern Augenwinkel hin. Das Sehvermögen ist getrübt und dem Kranken kommt es vor, als ob Staub in der Luft vor den sichtbaren Objekten verbreitet wäre. Photopsie, Photophobie und heisse Lacrymation sind die auffallendsten Erscheinungen. Ist die katarrhalische (oder eine andere z. B. traumatische) Entzündung der Stirnhöhle in Exsudation oder Eiterung übergegangen und hat sich ein Empyem derselben gebildet, so treten bei Ueberfüllung und progressiv sich mehrender Ausdehnung ihrer Wände, besonders der untern, welche zugleich die obere Orbitalwand ist, die Symptome des Druckes und der Reizung des Augapfels und der übrigen Orbitalgebilde ein; es entsteht Strabismus, binoculare Diplopie und Prolapsus oculi. Der Augapfel wird in der Richtung nach unten aus der Orbita hervorgeschoben, und diese Höhle von oben her verkleinert. Eine solche Amaurose, wenn auch ihrem Ursprunge nach catarrhalisch, ist nicht mehr eine symptomatische, sondern entweder eine deuteropathische, indem sie nicht direct von der catarrhalischen Diathese, sondern von der Affection eines Nachbar-Organes (des Inbegriffs der die Wandungen der Stirnhöhle constituirenden Gebilde) abhängt, — oder selbst eine idiopathische durch den Druck der deprimirten obern Augenhöhlenwand auf das Orbitalstück des Sehnerven bedingte.

Die rheumatische Amaurose, kömmt nicht selten nach Erkältungen, nach oder ohne vorausgegangene andere rheumatische Affectionen vor. Sie ist congestiv entzündlich, jedoch rheumatisch-entzündlich, immer monolateral, nie erethisch oder anfänglich torpid, zwar meistens nicht vollkommen, aber doch mit sehr bedeutender Verdunklung des Sehens verbunden. Heftige reissende Schmerzen, welche in allen fibrösen Gebilden des Auges, besonders aber in der Periorbita und in der Scheidenhaut des Sehnerven ihren Sitz haben, verbreiten sich von hier ausgehend in der Supraorbital- Temporal- Malar- Sincipital- und Cervical-Gegend: der Kranke leidet an Odontalgie und Otalgie. Charakteristisch und beinahe constant ist Blepharoplegie, Strabismus und Diplopia binocularis, auch Dacryorchysis, anfangs Myosis, später etwas erweiterte, vertical-ovale Pupille. Sie tritt öfters als Hemeralopie auf, und diese letzte hat in der überwiegend grössten Mehrzahl der Fälle, wo sie sich zeigt, den rheumatischen

Character. Die rheumatische Amaurose wird öfters auch noch von neuern Schriftstellern, mit der erethischen verwechselt. Die beiden von *Sichel* angeführten Fälle waren offenbar von dieser Art. Sonderbarer Weise bestimmt er die rheumatische Amaurose als eine Unterart der irritativen Retinal-Amaurose, wodurch grosse Verwirrung und Durchkreuzung heterogener Dinge entsteht.

Die arthritische Amaurose kömmt leider sehr häufig vor. Sie zeigt sich bei Arthritikern, bei welchen keine regelmässigen Gichtanfälle mehr eintreten, oder diese sich nicht mehr durch gehörige Crisen entscheiden, bei anomaler, retrograder oder auch unentwickelter Gicht, — bei wohlbeleibten Menschen, welche an Trägheit der Verdauung, Magenbeschwerden, Flatulenz, Hartleibigkeit, an Hämorrhoiden, Flechten, Fussschweissen, an Haut- und Fetthautgeschwüren der untern Extremitäten leiden oder früher gelitten haben. Oefters tritt die arthritische Amaurose an die Stelle früher bestandener anomaler Gichtäusserungen oder auch regelmässiger Gichtanfälle. Diese Amaurose ist Anfangs immer monolateral, hat aber die grösste und entschiedenste Neigung bilateral zu werden, ist mit den heftigsten wahrhaft wüthenden Kopfschmerzen (der sogenannten Kopfgicht) verbunden, und gewinnt immer die glaucomatöse Form.

Die scrophulöse Dyskrasie ist im Lymphsystem und in den Schleimmenbranen zu sehr fixirt als dass sie leicht das Nervensystem und eine Nervenhaut afficiren könnte. Daher giebt es wohl Amblyopieen und Amaurosen bei scrophulösen Individuen, aber keine eigentlich scrophulöse Amaurose. Doch kann Absatz von Käsestoff oder Tuberkelmasse auf der Netzhaut oder im Sehnerven stattfinden, und hieraus torpid-paralytische Amaurose entstehen. Ebenso wenig giebt es eine syphilitische Amaurose. Was *Jüngken*, der einzige Schriftsteller, welcher eine syphilitische Amaurose annimmt, als solche beschreibt, ist nur ein etwas stärkerer Reflex, welcher von der syphilitischen Iritis auf die Netzhaut fällt, oder eine Amaurose von Verlängerung und Compression des Sehnerven durch (syphilitisch bedingte) Exostosen in der Orbita oder in der Schädelhöhle. Die syphilitische Augenentzündung ist zu sehr und bestimmt Ophthalmitis anterior (auf die Membranen in die vordere Hemisphäre des Bulbus beschränkt) und die Choroidea ist bei ihr zu wenig afficirt, als dass sie sich leicht als Dyctitis gestalten möchte. Wenn nun Amaurose durch den Mercur geheilt wird, so ist aus diesem Erfolge noch nicht auf ihre syphilitische Natur zurückzuschliessen.

Endlich ist die scorbutische Dyscrasie zu sehr Blutcrasis und sie schliesst die entzündliche Blutmischung zu sehr aus, als dass sie so ganz specielle und particulare Entzündungsformen, wie Dyctitis hervorzubringen vermöchte. Ist ja eine scorbutische Ophthalmie überhaupt schon sehr selten, und unter allen Ophthalmieen am wenigsten rein entzündlich, — der stärkste Abfall von der reinen gemeinen Ophthalmitis: — kaum mit Spuren von Reizung, dagegen um so stärker mit passiver Hyperämie, Suggillation, Ecchymose und Hämophthalmos verbunden. — Es können zwar scorbutische Ecchymosen vielleicht sogar Petechialflecken auf der Retina sich bilden und hieraus eine congestiv-torpide Amaurose entstehen. Aber in denjenigen Krankheitsfällen, wo man bisher Blutflecken, Ecchymosen und Suggillationen auf oder an der Netzhaut fand, war kein Grund vorhanden, einer scorbutischen Dyscrasie einen ursächlichen Antheil an ihrer Entstehung zuzuschreiben.

Von Dermatosen ausgehende Amaurosen kommen sowohl bei acuten als bei chronischen Dermatosen vor.

Exanthematische Amaurosen. Schon im Beginne fieberhafter exanthematischer Krankheiten und in der Eruptionsperiode treten zuweilen, aber doch äusserst selten amaurotische oder subamaurotische Erscheinungen ein. Diese aber sind transitorisch und verschwinden wieder bei gut von statten gehender, regelmässiger und etwas reichlicher Gestaltung des Exanthemes an der äussern Oberfläche des Körpers. *Beer* hat diese transitorische Amaurose öfters bei Masern und Scharlach, seltener bei Pocken beobachtet. — Sie ist entzündlich, mit Lichtscheue, Myosis und Gefässinjection der Bindehaut verbunden. — Von grösserer Bedeutung ist jene Amaurose, welche in dem Desquamations- und Exsiccations-Stadium nach unregelmässigem und gestörtem Verlaufe der Krankheit zuweilen, jedoch selten, entsteht. Die exanthematischen Reflexe und Bildungen im Auge beschränken sich mehr auf die Bindehaut, als äusseres Ophthalmoderma.

Impetiginöse Amaurosen. Nach eingewurzelten, constitutionell gewordenen, eiterigen und ulcerösen chronischen, auch zurückgetriebenen Hautausschlägen, Krätze, Flechten, Kopfgrind, Milchschorf und Kinnflechte. *Beer* rechnet auch die nach der Abschneidung des Weichselzopfes entstandene Amaurose hieher.

Wenn ein pathologischer Prozess früher in Einem oder in mehreren andern Organen bestanden hat, aber in diesen nicht ganz durchgeführt wurde, nicht zur Vollendung und Crise gekommen, oder in demselben plötzlich angehalten und sistirt worden ist, so geschieht es unter gewissen Bedingungen, dass derselbe krankhafte Prozess oder ein Theil desselben sich auf die Netzhaut oder den Sehnerven wirft, und in diesen gleichzeitig Functionsstörung und Gewebsveränderung hervorbringt. Diess ist die Genesis der Amaurosen nach manchen lange Zeit bestandenen, und schnell verschwundenen (zurückgetretenen) Dermatosen. Sie haben das Eigenthümliche, dass sie rasch und ohne Vorboten auftreten; sie werden leicht vollkommen: ihre Form ist die congestiv torpide, sie sind varicös und glaucomatös.

Kapitel III.

Therapie der Amaurose.

Wie bei der rationalen Behandlung jeder andern Krankheit überhaupt, so ist auch bei jener der Amaurose die causale Indication die erste, wichtigste, vor jeder andern den Primat behauptende. Die Ursache ihrer Entstehung muss erforscht, wenn sie noch in Wirksamkeit besteht, gehoben und beseitigt werden. Ist diess unmöglich so ist gewöhnlich auch die Amaurose unheilbar: — selbst die in solchen Fällen zu erzielende Linderung der Symptome, Besänftigung der Leiden des Kranken, und Anhaltung des eingeleiteten krankhaften Prozesses auf der bereits erreichten Entwicklungsstufe gelingt nur in dem Masse als der nicht ganz zu beseitigenden Krankheitsursache wenigstens Abbruch gethan, und sie etwa momentan ausser Wirksamkeit versetzt werden kann. Soll aber die wirkliche Heilung einer Amaurose gelingen, so muss die ganze Krankheitsursache nach ihrem vollen Inhalte aller causalen Momente, sowohl der prädisponirenden als der gelegenheitlich excitirenden bekämpft werden: — daher ist es nöthig überall und alle Zeit die Constitution des Kranken zu verbessern, und den ganzen practischen

Lebensprozess in allen seinen Momenten zu ordnen, und ihm eine die Heilung der Amaurose begünstigende Richtung zu geben; woraus die wichtigsten und nothwendigsten diätetischen Bezüge des Curplanes resultiren. Es soll die Lichteinwirkung auf die Augen des Kranken geregelt, Uebermass und gänzliche Privation, ebenso Hyperopsie und Anopsie auf gleiche Weise vermieden, und in Hinsicht des irgend anstrengenden Gebrauches der Augen das nöthige und heilsame verfügt werden.

Die bei so vielen Amaurosen als die wichtigsten causalen Momente auftretenden Blutcongestionen sind vom Kopfe und Auge abzuleiten, denselben eine andere Richtung gegen minder edle Körpertheile zu geben, und ihre Wiederholungen in der früheren schädlichen und verderblichen Richtung auf alle Weise zu verhüten.

Die Erfüllung der causalen Indication ist besonders bei der deuteropathischen und symptomatischen Amaurose von der grössten und entscheidenden Wichtigkeit Die krankhafte Verfassung des primär ergriffenen Organes, welche störend auf die Funktion der Netzhaut einwirkt, muss gehoben, die allgemeine constitutionelle Krankheit, von welcher diese Störung eine locale Manifestation ist, muss geheilt werden, soll die Amaurose verschwinden. Daher werde eine Orbital-Geschwulst, welche den Sehnerven drückt &c, wo möglich ausgerottet: der auf ihn bei Empyem der Stirnhöhle mittelbar durch die degenerirte Oberaugenhöhlenplatte ausgeübte Druck werde aufgehoben, indem die Stirnhöhle geöffnet, und die darin befindliche purulente oder puriforme Flüssigkeit entleert wird, — ebenso muss bei der intermittirenden Amaurose der versteckte Fiebertypus zerstört, — bei der crapulösen der Missbrauch alkoholischer Getränke untersagt, — die Helminthen im Darmkanal müssen ausgetrieben, — der Infarkt der Abdominal-Organe zertheilt, der Hämorrhoidal- und Menstrualfluss geregelt, überall wo die Amaurose als Suppressionskrankheit auftritt, muss die frühere und Radikalkrankheit wiederhergestellt und da wo diess nicht möglich ist, ein anderes passendes und minder verderbliches Vicariat für dieselbe eingeleitet und bestellt werden.

Auf diese Weise eröffnet sich für die ärztliche Thätigkeit zur Erfüllung der causalen Indication ein sehr umfangreiches und ausgedehntes Feld.

Was nun die eigentlich therapeutische Indication, Indicatio morbi, betrifft, so muss die Curmethode der Amaurose sehr verschieden und mannichfach sein, da die Amaurosen selbst so sehr verschiedene und mannichfach geartete Krankheiten (alle Retinalkrankheiten) sind.

Die Behandlung der Amaurose richtet sich:

1. nach dem Grade der Krankheit; 2. nach dem Charakter derselben; 3. nach ihrem Sitz, ihrer idiopathischen, deuteropathischen oder symptomatischen Beschaffenheit.

Es sind nicht eben die geringsten Grade der Krankheit, welche eine weniger active und eingreifende ärztliche Behandlung, und die höhere und höchsten, welche eine mehr active erfordern. Vielmehr besteht gewissermassen das umgekehrte Verhältniss, weil jene und überhaupt Amaurosen im Anfange und in den früheren Krankheitsstadien meistens heilbar, dagegen Amaurosen der höhern Grade und in den spätern Stadien meistens unheilbar sind, und hier noch mehr als sonst irgendwo der Grundsatz gilt: Principiis obsta.

Es ist eben so unpassend bei einer anfangenden noch unvollkommenen Amaurose die Hände müssig in den Schoos zu legen, und die täglichen Beschwerdeführungen des Kranken mit eitlen und nichts sagenden Trost- und Beruhigungsgründen abweisen zu wollen, — als bei vollkommenen, absoluten inveterirten unheilbaren Amaurosen die Constitution des Kranken durch beständige und unausgesetzte stürmische innerliche Anwendung von heftig wirkenden Arzneien und gewaltsame Topica, so wie durch ungewohnte allzustrenge diätetische Beschränkungen zu Grunde zu richten, wobei gewöhnlich der verlornen Sehkraft nicht im mindesten aufgeholfen wird.

Diess gilt jedoch mehr von der idiopathischen als von der deuteropathischen und symptomatischen Amaurose, bei welcher die vollkommene, ja selbst absolute Beschaffenheit die Möglichkeit der Heilung nicht ausschliesst; wenn nur die (ausserhalb des Auges liegende) Ursache derselben gehoben werden kann.

Behandlung der erethischen Amblyopie.

1. Diätetische Bezüge des Curverfahrens. — Sie sind die wichtigsten, prävaliren weit über die pharmaceutischen und andere, sie betreffen:

a. Die Augendiätetik.

b. Die Lebensordnung überhaupt.

Die erste erfordert von der Seite des Arztes verständige Ueberlegung und grosse Festigkeit in der Anordnung, von jener des Kranken ausdauernde Resignation, Folgsamkeit und verständiges Mitwirken in der Durchführung der ärztlichen Vorschriften bis in das letzte Detail. Fehlt es von einer oder der andern Seite, so wird das Ziel niemals erreicht. Aber da wo Arzt und Kranker mit Einsicht und Beharrlichkeit zusammenwirken, findet sich zuletzt auch ein herrlicher, oft überraschender Erfolg.

Das erste und wichtigste Moment ist die Mässigung der Lichteinwirkung auf die erethisch gereizten

Augen ohne jemalige totale Lichtprivation, durch welche die Photophobie und der Erethismus nur gesteigert werden möchten, und der geregelte Gebrauch der Augen zum Sehen ohne jemalige Anstrengung und Ueberbürdung.

Das Wohnzimmer des Kranken soll nur von einer Seite Fensteröffnungen — am besten nur eine — haben, und diese müssen durchaus nach Norden gerichtet sein. Ist diess nicht möglich, so muss sich der Kranke Vormittags in einem Zimmer mit der nordwestlichen, des Nachmittags mit nordöstlicher Exposition aufhalten. Die südliche, die rein östliche oder rein westliche Exposition bleibt jedenfalls ganz ausgeschlossen. Die Fensteröffnung gehe ins Freie nicht in eine enge Strasse, sondern auf eine Wiese, auf Ackerfeld, oder in einen Garten. Vor derselben darf sich durchaus kein nahes, weiss oder hellfarbig angestrichenes, lichtreflectirendes Gebäude, kein reflectirender Teich oder fliessendes Wasser befinden. Die Wohnstube sei hoch, luftig und geräumig: die Fensteröffnungen seien hoch angelegt, und sollen bei hoher Brüstung nicht zu weit nach unten gegen den Stubenboden reichen. Das den Augen wohlthätige Licht komme von oben, alle in horizontaler Richtung einfallende, oder von unten reflectirte Lichtstrahlen beleidigen und reizen dieselben. Daher sind die auf gewöhnliche Weise aufgehängten, den obern Theil des Fensters verdekkenden Vorhänge schädlich, besonders wenn sie von weisser oder gar von rother oder gelber Farbe sind. Ein kleiner grüner lichtdichter Vorhang kann den untern Theil der Fensteröffnung, wenn dessen Brüstung zu niedrig ist, decken.

Bei der freien Exposition gegen Norden sind Fensterladen, äussere und innere unnöthig: — bei jeder andern Exposition sind sie sehr unzureichende Schutzmittel, immer durch zu grosse Verdunklung und partiellen Lichteinfall gefährlich. Besonders schädlich sind die sogenannten Jalousieladen, am meisten jene mit verschiebbaren Schienen; — ebenso die aussen angebrachten Stors. Ein Stor kann vernünftiger Weise nur in der Art, wie bildende Künstler sich desselben in ihren Ateliers bedienen, nämlich so angebracht werden, dass er nicht von oben herabgelassen, sondern unten befestiget, zur beliebigen Höhe aufwärts gezogen werden kann, wobei er nach jedesmaligen Bedarf das untere Drittheil oder die untere Hälfte des Fensters lichtdicht verdeckt und die obere freiläast. Lichtdicht muss jeder Vorhang sein, weil er sonst ein Gitterwerk bildet, welches partielle Lichter und gebrochene Strahlen durchlässt.

Im unbeschäftigten Zustande nehme der Kranke immer eine solche respective Stellung gegen das durch die Fensteröffnung einfallende Tageslicht, dass dasselbe die Rückseite seines Kopfes und nicht die Facialgegend trifft und daher das concentrirte Licht nie direkt in seine Augen einfällt.

Bei jeder dieser anstrengenden Beschäftigung, insoweit sie noch zulässig ist, passt eine seitliche Stellung; das einfallende Licht soll an den Augen vorübergehen, aber den zu bearbeitenden Gegenstand in gerader Richtung treffen, um eine angemessene, nicht durch Schatten getrübte oder durch Schlagschatten unterbrochene gleichmässige Helligkeit über ihn zu verbreiten.

Der Grad dieser Helligkeit darf aber doch mit der bei dem angegebenen Verhalten immer geringeren Lichttemperatur der Augengegend nicht zu sehr contrastiren, weil sonst die Pupillen sich zu sehr erweitern und das vom Objekte reflectirte zu grelle Licht in die hintere Augenkammer einlassen. Um die so äusserst nachtheiligen Lichtreflexe zu vermeiden, sind alle glänzende und spiegelnde Gegenstände aus dem Wohnzimmer zu entfernen; solche sind Wandspiegel, Gemälde mit starkem Firniss überzogen, mit vergoldeten Rahmen eingefasst, andere Vergoldungen, Lustres und Candelabres, parquetirte mit Wachs überzogene glänzende oder auch bunt bemalte Fussboden, vorzüglich aber Tapeten von heller, lichter, rother oder gelber Farbe, mehrfarbige Tapeten überhaupt, besonders mit nicht übereinstimmenden, sehr contrastirenden Localfarben; buntfarbig gedruckte Tapeten, auch einfarbige mit grell abstechenden Einfassungen und mit Arabesken überladene Bordüren. Um den unschuldigen und schon arg genug misshandelten Augen jede Art von Tortur anzuthun, sind vor Kurzem die mit gesponnenen Glasfaden durchwirkten Tapeten erfunden worden.

Nur einfarbige grüne, blaue oder graue Tapeten mit schmalen Bordüren, oder mit denselben Farben bemalte, niemals weiss getünchte Wände sind zulässig.

Auch an den Zimmermöbeln sind helle, lebhafte, glänzende Farben, besonders solche, welche mit der Färbung der Wände und der Tapeten sehr contrastiren, so wie aller Glanzfirniss und starke, spiegelnde Politur zu vermeiden. Die Mahagoni-Kirschbraun- und die schwarz gebeizte Ebenholz-Farbe ist für das Gehölz passend. Von den Ueberzügen der Ottomannen, Lehnstühle &c. gilt alles von den Wandbekleidungen gesagte: goldene und Bronze-Verzierungen &c. sind ausgeschlossen. Die nächtliche Beleuchtung ist durch die Verlängerung des Tages, und die Verkürzung der durch das Tageslicht ermüdeten und erschöpften Augen nothwendigen von der Natur angewiesenen Ruhe- und Erholungs-Zeit — an und für sich als nachtheilich zu betrachten. Um diese in den socialen und Culturverhältnissen einmal nicht zu umgehende Schädlichkeit möglichst zu vermindern, — sei die Lucubration kurz, und verlängere sich nie über die zehnte vormitternächtliche Stunde. Die künstliche Beleuchtung sei dem von oben kommenden und gleichmässig ausgebreiteten Tageslicht nach Thunlichkeit verähnlicht. Sie gehe daher nicht von einer, sondern von zwei oder mehreren Kerzen aus: der Flammenkegel derselben soll sich oberhalb der horizontalen Ebene, in welcher die Augen stehen und zwar in immer gleicher Höhe befinden, was durch Spiralfedern leicht bewirkt werden kann, welche die Kerze im Verhältniss ihres Abbrennens hebt und in die Höhe drückt.

Wachskerzen oder Stearinkerzen mit ganz verbrennlichen Docht sind einzig zu empfehlen. Wenn sich der Docht nur verkohlt, und nicht ganz aufgezehrt wird, so ist das Flammenlicht zu verschiedenen Zeiten von ungleicher Helligkeit, das Lichtputzen aber wegen des dabei nothwendigen Hineinsehens in dasselbe, ungemein schädlich. Unschlittkerzen schaden nicht nur durch die Elain-Verdampfung, sondern auch durch die unreine, getrübte und ungleichförmige Beschaffenheit des Lichtes. Von Oellampen gilt dasselbe. Haben sie einen gedeckten Flammenkegel, und sind sie mit Reverbers versehen, so ist das von einem Punkte ausgehende, concentrirte und grelle Licht in der umgebenden Finsterniss für das Auge sehr beleidigend. Das Gaslicht ist vermöge seiner dem Tageslichte zunächst kommenden Helligkeit, Reinheit und ungetrübten Beschaffenheit, bei gehöriger vielseitiger Verbreitung das Zuträglichste.

Zur Erhellung grösserer Räume sind am Plafond aufgehängte, zu angemessener Tiefe herabgelassene Kronenleuchter mit Kerzen oder Gaslichter besetzt, — ohne Wandleuchter — am passendsten.

Diese Art der Beleuchtung, das von oben kommende Licht, ist auch im Kabinet, so lange keine anstrengende Beschäftigung stattfindet, die zuträglichste. Gegen die auf den Tisch aufgestellte brennende Kerze nehme der Kranke jedesmal diejenige Körperstellung ein, welche gegen das einfallende Tageslicht vorgeschrieben ist, nämlich er kehre ihr den Rücken zu.

Bei künstlicher Beleuchtung, selbst bei der zweckmässigst bestellten, dürfen Augen, welche an erethischer Amblyopie leiden, durchaus nicht angestrengt werden. Der Kranke darf daher bei Licht weder lesen, schreiben, noch andere feine Arbeiten verrichten. Am schädlichsten ist diese, wenn es des Morgens kurz nach dem Erwachen noch im Bett, oder in der Nacht bei Schlaflosigkeit zur Zeitverkürzung, oder auch kurz und unmittelbar vor dem Einschlafen ebenso bei brennender Lampe geschieht. — Ebenso darf der Kranke bei dieser Amblyopie auch am hellen Morgen seine Augen am wenigsten gebrauchen: eher ist eine mässige Anstrengung derselben ohne jemalige Hyperopsie einige Stunden nach dem Aufstehen in nicht zu früher Morgenzeit zulässig; auf welche Tagesstunden derselbe daher seine nothwendigsten und unabweislichen Geschäfte verlegen soll. Wie lange er ohne Unterbrechung arbeiten dürfe, lässt sich nicht allgemein giltig bestimmen: er muss jedesmal sogleich aufhören, wenn belästigende und schmerzhafte Empfindungen in den Augen eintreten; und wenn er einmal in Erfahrung gebracht hat, nach wie viel Arbeitszeit diess geschieht, so muss er schon vor deren Ablauf und vor dem Eintritte jener schmerzhaften Empfindungen abbrechen.

Gewisse Arbeiten darf er gar nicht verrichten: — Lesen feinen Druckes, stereotyper Ausgaben, das Schreiben mit kleinen Lettern ist sehr schädlich. Das griechische Alphabet und lange Zahlencolumnen in linirten Tabellen greifen das Auge besonders an: — Zeichnen mehr als Malen: — ebenso fein nähen, sticken, besonders auf Stramin u. s. f. Microscopische Arbeiten, der Gebrauch der Lupen, Lorgnetten, Perspective und Operngucken ist ganz untersagt.

Von vorzüglicher und für den ganzen folgenden Tag entscheidender Wichtigkeit ist der jedesmalige Uebergang vom Schlaf zum Wachen, von der nächtlichen Dunkelheit zur Helle des Tageslichtes. Des Morgens kurze Zeit nach dem Erwachen sind die Augen am empfindlichsten und reizbarsten für den entwöhnten Lichteindruck, bei durch den Schlaf selbst vermehrter Blutanhäufung im Kopf.

Die Stellung des Bettes sei so, dass das Morgenlicht nicht direct in die Augen, sondern über die Rückseite des Kopfes einfällt, — der Kranke schlafe nicht in Alkoven, er schlafe ohne Bett-Vorhänge: in nicht ganz finsteren Zimmern. Es ist besser wenn morgens ein allmähliger Uebergang von der nächtlichen Dunkelheit zum Lichte stattfindet. Das gähe Eröffnen der Fensterladen und Wegziehen der Vorhänge verdirbt die Augen für den ganzen Tag. Ueberhaupt vermeide der Kranke auch jeden raschen und plötzlichen Uebergang von der Dunkelheit zu grellem Lichte.

Werden diese Vorschriften genau und pünktlich eingehalten, so sind besonders künstliche Schutzmittel für die Augen nicht nöthig; ausserdem sind sie aber meistens unzureichend, auch von schädlichen Nebenwirkungen nicht frei. Solche sind die Lichtschirme, die Lisieren, die Schleier, die grünen und blauen Schutzbrillen. Durch den Lichtschirm wird dem Auge die direkte Einwirkung des grellen Kerzenlichtes entzogen und insoferne kann er nützen, aber nur im nicht angestrengten Zustande. Wird bei dem Lichtschirme gelesen &c., so schadet das vom Objekte ausgehende grelle Licht in der das Auge zunächst umgebenden Dunkelheit; überhaupt wirkt auch im nicht beschäftigten Zustande der Contrast von starkem Licht und Dunkelheit nachtheilig ein. Die Lisieren, Augenschirme, ersetzen einigermassen den Vorsprung des Oberaugenhöhlenrandes, wenn er zu gering ist. Sie halten zwar das von oben übermächtig eindringende Licht, aber keineswegs die in horizontaler Richtung das Auge treffenden Strahlen, und die Lichtreflexe vom Boden ab: — sie entziehen daher dem Auge das wohlthätigste von oben kommende Licht, und lassen dasselbe ungeschützt in den schlimmsten Richtungen. Die Augenschirme sind sehr empfindlichen Kranken oft sehr lästig, verursachen das Gefühl von Eingenommenheit des Kopfes und von Erhitzung der Augengegend. Damit ihre schädlichen Nebenwirkungen ihre nützlichen Eigenschaften nicht ganz überbiethen, dürfen sie nicht auf die gewöhnliche Weise, zu schmal, aus glänzender Wachsleinwand mit unterem und seitlichen auswärts umgebogenem Rande bereitet sein; — sie sollen aus einem vollkommen lichtdichten Stoff verfertigt werden, und eine solche Breite und Länge haben, dass sie wenigstens auch die von der Schläfenseite und die in horizontaler Richtung einfallenden Strahlen abhalten.

Schleier, auch die aus schwarzen oder grünen gegitterten seidenen Stoffen verfertigten hindern die erforderliche beständige Erneuung der vor dem Auge eingeschlossenen Luft, bewirken daher die Erhitzung und Uebersättigung derselben mit animalischen Dunst, und geben vermöge ihrer gegitterten Beschaffenheit partielle und prismatisch gefärbte Lichter.

Klar geschliffene Brillengläser, wenn sie grün oder blau gefärbt sind, mässigen die Lichteinwirkung und mil-

mildern besonders die Heftigkeit der Lichtreflexe von Schneeflächen, betünchten Wänden u. s. f. Sie dürfen nicht zu dunkel sein: hellblaue sind den grünen vorzuziehn. Eine runde nicht ovale Scheibe decke die ganze vordere Augapfelhemisphäre: und werde durch das Brillengefäss und seine seitlich auslaufende, federnde Balken im angemessener, stets gleicher Entfernung vor derselben festgehalten. Sie beschränken aber gleichfalls den freien Luftverkehr des Auges, verursachen gleichfalls Erhitzung und hydroscopische Uebersättigung der eingeschlossenen Luft. Sie versetzen die Augen in einen gewissen Zustand von Dunkelheit, halten aber die von der Seite und von unten einfallenden Lichtstrahlen nicht ab, welche nun das Auge um so empfindlichen verletzen. Um das erste zu leisten, hat man ihnen seitliche rechtwinklich eingelenkte gleichfalls gefärbte Brillengläser oder auch grüne Vorhängchen beigegeben, wodurch der Apparat etwas complicirt und der Verderbniss unterworfen; auch die Dunkelheit und die Entwichlung schädlicher Eigenschaften der eingeschlossenen, fast hermetisch abgesperrten Luft noch vermehrt wird, aus welcher sich die animalischen Dünste erkaltet in tropfbar flüssiger Gestalt, wie an den Glasfensterscheiben geheizter Wohnstuben, niedergeschlagen und die Glasscheibe trüben. Um durch gefärbte Gläser deutlich, bestimmt und scharf zu sehen, muss die Sehkraft immer mehr angestrengt werden. Sie dürfen daher wenigstens zum Arbeiten nicht gebraucht werden.

Durch ihre längere Zeit fortgesetzte Anwendung wird das Auge noch mehr lichtempfindlich; ihre Wiederabnahme, welche doch von Zeit zu Zeit, schon um sie abzuwischen, nöthig wird, erfordert daher Vorsicht. Sie darf nie im grellen Lichte, nie mit demselben zugekehrten Augen geschehen: sogleich nach ihr sollen die Augen geschlossen, sehr allmählig wieder geöffnet, und ein langsamer Uebergang von der künstlich unterhaltenen Dunkelheit zur vollen Lichtstärke vermittelt werden. Ein nur etwas starker Lichtreflex, welcher das Auge unvorbereitet nach der Abnahme der Schutzmittel trifft, schadet in einem Augenblicke mehr, als deren vorausgegangene stundenlange Anwendung genützt hat.

Was nun das übrige allgemeine diätetische Verhalten bei der erethischen Amblyopie betrifft, so ist eine sehr geordnete gleichförmige Lebensweise mit Vermeidung jedes Excesses und jeder körperlichen oder psychischen stärkeren Aufregung erforderlich: der Kranke entziehe sich für längere Zeit den Wirren und Anstrengungen des Geschäftslebens und der socialen Verhältnisse in den höheren Ständen. Er geniesse der Ruhe und suche Erholung auf Reisen, besonders Fussreisen, Landaufenthalt, Reiten, Jagen, Badreisen, Veränderung des Klimas für längere oder kürzere Zeit. Sehr grosse Mässigkeit im Genusse von Speisen und Getränken, einfache Kost, leicht verdauliche Speisen: — etwas Wein unter Wasser, gutes Bier sehr mässig genossen, Coitus mässig und selten; mineralischer Magnetismus, thierischer Magnetismus können nützen. Kalte Waschungen, kalte Bäder, Seebäder, Solenbäder, zuletzt Stahlbäder sind nützlich.

Das öftere kalte Waschen der Augen ist zu empfehlen, nur soll der Wärmegrad des Wassers dem eignen Gefühle des Kranken angemessen, und für dasselbe wohlthuend sein, daher auch zunächst hiedurch selbst bestimmt werden. Den heftigen Eindruck des sehr kalten Wassers vertragen erethische Augen nicht gut, besonders im Anfange; aber durch Angewöhnung wird der Reizvertrag gesteigert, und man gehe allmählig in der Temperaturerniedrigung so weit, als sie für das Gefühl des Kranken wohlthuend ist. Je kälter er die Waschungen verträgt, desto besser.

Es passen aber nur kalte Waschungen bei geschlossener Augenliderspalte. Aspersionen können nur mit grosser Vorsicht bloss versuchsweise und auf die gelindeste Art angeordnet werden. Sie nützen, wenn sie der Kranke verträgt, was aber oft nicht der Fall ist.

Das kalte Wasserbad in der Augenwanne ist wegen der Heftigkeit schon des mechanischen Eindruckes der Schwere der auf dem Auge stehenden Wassersäule und der Anstrengung, womit das Wasser durch den Flügelschlag der sich abwechselnd eröffnenden und schliessenden Augenlider in den Interpalbebral-Raum hinein getrieben werden soll, — ganz zu verwerfen.

Alle reizenden Localmittel schaden. Gelinde Narcotica können von Zeit zu Zeit mit den nöthigen Unterbrechungen angewendet werden. Solche sind Aqua opii, Aqua laurocerasi zur Befeuchtung der Augenlider: — Extractum belladonnae mit einem passenden fettigen Excipiens in die Oberaugenhöhlengegend eingerieben.

Von der Anwendung innerer Arzneien ist das Heil des Kranken nicht zu erwarten. Das hieher bezügliche allenfalls nöthige, immer aber auf das Minimum und auf den nothwendigsten Bedarf zu beschränkende ist zu entnehmen aus der nun folgenden Therapie der erethischen Amaurose.

Bei der erethischen Amaurose ist die Augendiät, wie sie bei der erethischen Amblyopie vorgeschrieben wurde, auf das strengste einzuhalten, und niemals auch nur die geringste Abweichung von derselben zu gestatten. Lesen, Schreiben, Zeichnen und jede die Augen anstrengende Beschäftigung ist ganz untersagt. Der

Kranke darf nie eine Gemälde-Gallerie besuchen, nie Zeichnungen, Kupferstiche, Gemmen &c. besehen, keiner Illumination, keinem Feuerwerke beiwohnen. Der Kranke gehe an hellen Tagen nur Morgens frühe und Abends kurz nach Sonnenuntergang, nie des Mittags bei hellem unbewölbtem Himmel oder Abends kurz vor Sonnenuntergang aus. Er verlasse seine Wohnung, wenn Schnee liegt, entweder gar nicht, oder nur mit den nöthigen Schutzmitteln, z. B. einer hellblauen Brille versehen. Getheilte Mahlzeiten sind vorgeschrieben. Eine hinreichende Quantität milder, leicht zu verdaüender, aber gut nährender Speisen soll genossen, der Durst durch gutes Trinkwasser gestillt werden. Alcoholische Getränke sind nach Möglichkeit zu vermeiden. Wo Wein Bedürfniss ist, kann nur Bordeaux-Wein mit Wasser gemischt gestattet: gutes Hopfen- und Malzreiches Bier kann, aber sehr mässig getrunken werden.

Dieses sind die äusserst wichtigen und unerlässlichen diätetischen Bezüge des Curverfahrens, welches in immer gleicher Strenge mehrere Jahre lang fortgesetzt werden muss. Was die arzneilichen Bezüge desselben betrifft, so ist die grösste Vorsicht und Behutsamkeit, die sorgfältigste Auswahl nöthig. Bei ausgezeichnet erethischen Zuständen werden manche Pharmaca, welche sonst wohl indicirt sein möchten, nicht vertragen, und idiosyncrasische Verhältnisse widersetzen sich ihrer Anwendung. Man muss daher oft nur versuchsweise zu Werke gehen, und immer mit den kleinsten Dosen den Anfang machen, die Wirkungen derselben aber sorgfältig, — noch mehr als bei andern Krankheitszuständen überwachen. Im ganzen und allgemeinen ist die verständige wohl überlegte, nie übertriebene Darreichung narkotischer Mitte indicirt. Unter ihnen passt am allerwenigsten das

Opium: — höchstens ist in einigen exceptionellen Fällen nach wohl erwogenen Indicationen für kurze Zeit Extractum opii aquosum, oder Morphium aceticum zu reichen. Passender ist Hyoscyamus, Lactuca virosa Kirschlorber, Blausäure in den kleinsten Gaben, vor allen aber Belladonna. Diese letzte ist das wahre, fast specifisch wirkende Heilmittel für die erethische Amaurose. Mit Unrecht wird dieselbe von vielen Aerzten gefürchtet. Man bemerkt von ihr nie schädliche Nebenwirkungen, nur heilsamen Effect bei der rein erethischen, nicht zugleich congestiven oder sich schon zum Torpor hineigenden Amaurose. Die Belladonna ist um so mehr indicirt, je enger die Pupille, je lebhafter die Irisbewegungen und je beunruhigender die Scotome sind. Die Wurzel ist den Blättern und die einfachere Pulverform in Substanz — den künstlicheren Zubereitungsarten, z. B. dem Extracte, vorzuziehen.

Helleborus, Datura Stramonium und Nux vomica scheinen mir bei der rein erethischen Form nicht recht zu passen. Aconitum und Conium maculatum sind nur nach speciellen Neben-Indicationen anzuwenden. Digitalis, besonders im gelindesten Präparate — Acetum digitalis — entspricht ausgezeichnet der erethisch-congestiven Form.

Nächst den narcotischen und den eben genannten Mitteln finden die bitterstoffhaltigen Arzneimittel ihre Anwendung. Man lässt diese auf jene folgen, besonders wenn durch sie der Heftigkeit des Erethismus schon einigermassen Einhalt gethan worden ist. Sie können anfangs mit den narcotischen Mitteln verbunden, später für sich allein gereicht, und nachhaltig angewendet werden. Zuweilen bei wiederkehrender neuer stürmischer Aufregung interponirt man für kurze Zeit Narcotica, oder reicht das eben besprochene Connubium Die gelinder wirkenden, rein bitterstoffigen oder extractivstoff bittern, von Arom freien Amaricantien — Cichorium, Taraxacum, auch Millefolium, Folia aurantiorum, Cascarilla — verdienen besonders im Anfang den Vorzug. Die Quassia ist das souveraine Mittel, und soll lange Zeit in Theeform gebraucht werden. Absynthium und Gentiana sind weniger passend. Chinin verdient bei auffallend remittirender oder intermittirender, typischer Beschaffenheit Empfehlung.

Unter den Metallen ist das der Nervensphäre befreundete Zincum und Cadmium, — das erste, besonders wenn noch Narcose indicirt ist, mit Blausäure metallsalzig verbunden (Zincum hydrocyanicum) anzuwenden. Arsenik in den kleinsten Gaben kann besonders zur Zerstörung des intermittirenden Typus, wenn ihn das Chinin nicht löst, lange Zeit fortgesetzt werden. Eisen, besonders Ferrum oxydatum fuscum, die Trink- und Badekur in Pyrmont, Schwalbach, Driburg oder Brückenau beschliessen die sonst schon mit günstigem Erfolge durchgeführte Cur.

Blutentziehungen, selbst locale, durch die Anlegung der Blutegel, sind bei der rein erethischen Amaurose weder räthlich noch nützlich. Sie werden nicht gut vertragen und schaden oft ungemein; nach ihnen steigert sich der Erethismus; — es entsteht stürmische Aufregung im Gefässsystem, und manche amaurotische Symptome, z. B. die Photopsie und Scotopsie vermehren sich, wenigstens temporär, in auffallender Weise.

Bezüglich auf Derivation ist zu bemerken, dass es sich hier nur um die Ableitung der Irritation, nicht der Säfte handle. Die erste geschieht nach dem Gesetze, dass die krankhafte Reizung eines Organs aufhört oder sich mindert, wenn ein anderes passend gewähltes Organ in gereizten Zustand versetzt wird. — Das künstliche Geschwür, ist ein solches indicirt, muss in grosser Entfernung von der Augengegend am Oberarm auf die mildeste und schonendste Weise als Fonticulus per incisionem angelegt werden.

Behandlung der congestiven Amaurose.

Bei der congestiven Amaurose sei das erste Augenmerk auf die Verhütung neuer und verstärkter Blutcongestionen gegen das Auge gerichtet, und darnach werde Diät und Lebensordnung angeordnet. Wassertrinken, säuerliche Getränke, ohne Wein und Bier, wenig oder keine animalische, mehr vegetabilische Kost, ruhiges Verhalten, Vermeidung jeder Erhitzung (durch Tanzen, Ritt, &c.) sind dringende Erfordernisse. Molkenkur — Buttermilch, geronnene Milch sind zuträglich.

Die Blutableitung vom Kopf und Aug geschieht durch derivatorische Aderlässe, Blutegel an entfernten Körpertheilen, an der innern Seite der Ober- und Unterschenkel, in den Confinien des Afters — in der Cervical- seitlichen Hals und Hinterohrgegend, nie in zu grosser Nähe des Auges, wo sie sehr schaden, — zuweilen im Innern der Nase, — in gehöriger Anzahl angelegt, mit ergiebiger Nachblutung, — blutige Schröpfköpfe sind Hauptmomente der Cur. Unterdrückte natürliche oder auch krankhafte aber zur Gewohnheit und zum Bedürfniss gewordene Blutungen müssen, wo möglich, wieder hervorgerufen, und anderen Falles durch künstliche Blutentleerungen in confinen Körperregionen instituirt, die passendsten Vicariate für sie bestellt werden. Die Ableitung geschehe nach allen Richtungen, besonders gegen den Unterleib, und sein natürliches Egestivorgan, den Darmkanal, welcher in vielen Krankheiten so sehr geeignet ist, das Geschäft von heilsamen Crisen zu übernehmen. Stuhlverhaltung darf nicht zugelassen, — die Intestinal-Absonderung muss reichlich, selbst über das Normalmaass angetrieben werden, um durch sie und andere Secretionen und Excretionen einen stärkeren Blutverbrauch zu erzielen. Salien, Kali- und Natrumsalze, Cremor tartari, Tartarus tartarisatus, Arcanum duplicatum, Rheum, Senna, Schwefel dienen zu diesem Zwecke, zugleich um den Blutlauf im Gefässsystem des Unterleibes, besonders im Pfortadersystem, freier zu machen, und die Congestion dahin vom Haupte abzulenken. Seidschützer und Pilnaer-Wasser kurmässig getrunken, auch unter gewissen Umständen in kleinerer Quantität zum fast täglichen Gebrauch passen. — Sind Purganzen nöthig so werde Calomel, Jalappe, Ricinusöl, Crotonöl, Coloquinte und Scammonium gewählt.

Brunnen-Curen in Kissingen, Marienbad, Homburg vor der Höhe, nicht in Carlsbad, sind zu empfehlen.

Die Blutableitung gegen die untern Extremitäten werde durch lauwarme Fussbäder, mit Kochsalz, Glaubersalz, Senfmehl und Holzasche, — durch Hüftbäder und Halbbäder vermittelt. Nach dem Fussbade und auch Morgens im Bett ist das Frottiren und Bürsten der Fussohlen und Waden besonders nützlich.

Kalte Waschungen und Bähungen der Augengegend, — des ganzen Kopfes, Regenbäder, kalte Uebergiessungen, kalte momentane Immersiv Bäder, das Sturzbad auf den Kopf, Seebäder sind besonders nützlich: — aber mit Vorsicht und genauer Berücksichtigung der Umstände anzuordnen.

Die Behandlung der erethisch-congestiven Amaurose ist besonders schwierig. Die Grundlage des Curplanes soll die anticongestive sein. Die Narcotica sind theils gar nicht, theils nur mit grosser Vorsicht anwendbar. Hier passen Digitalis, Cicuta und Aconitum. Unter den Amaricantibus sind nur die zugleich aperitiven, daher fast einzig Rheum und Aloe anwendbar. Saure Elixire, jenes von *Haller* oder *Vogler* nützen.

Behandlung der entzündlichen Amaurose.

Die entzündliche Amaurose ist ganz als Dyctitis zu behandeln. Vorübergehende gänzliche Lichtentziehung, energische und wiederholte Blutentziehungen, allgemeine und örtliche, (auch aus der Vena jugularis) kalte Umschläge über den ganzen Kopf, kräftige Ableitungen auf den Darmkanal durch Purganzen, Calomel, Jalappe, und auf die untern Extremitäten durch Senfteige und Blasenpflaster sind in der acuten Periode die einzigen Rettungsmittel für das bedrohte Sehvermögen.

Behandlung der torpiden Amaurose.

Curregeln bei der Behandlung der primär-torpiden Amaurose sind mässige Lichtverstärkung auch in der nächtlichen Dunkelheit durch Nachtlicht; — einige (selbst gelind anstrengende) Beschäftigung der Augen und des Geistes, sanfte und wohlthätig erheiternde gemüthliche Aufregung, nicht zu sehr verlängerter Morgenschlaf.

Nährende kräftige Kost, alcoholische Getränke mässig genossen, kein Bier, keine Amaricantien, keine Chinapräparate.

Innerlich und äusserlich Excitantien, — aber man fange mit der gelindesten an, und steige im Verhältnisse des Mangels oder der Heftigkeit der Reactionserscheinungen.

Die zum innerlichen Gebrauch passenden Arzneien sind: Pulsatilla nigricans, Arnica (besonders die Blüthen, weniger die Wurzel), Rhus toxicodendron, Camphor (nur in kleinen Gaben, und mit beständiger Rücksicht auf die leicht durch ihn zu erregende Cerebral-Congestion) Alcohol und Naphthen, ätherische Oele, besonders Cajeputöl und Arnicaöl: — scharfe Pflanzenstoffe (wie Meerrettig, Senf, wenn sie so zubereitet sind, dass sie bei dem Genusse Augenbrennen, und Reizung bis zur Lacrymation verursachen), Ammonium causticum anisatum, Cantharides, Millepedes, Oleum therebinthinae aethereum, Phosphor, unter den metalllischen Arzneimitteln Antimonium und Mercur: — beide in den am meisten heroischen Präparaten, nämlich- Tartarus stibiatus (selbst in Brechenerregenden Gaben und mit wiederholter absichtlich erregter Emesis (und Sublimat) nicht anhebend mit kleinen Dosen zur Angewöhnung und Erzielung des bessern Vertrages und der gelindern Einwirkung der nachfolgenden grossen Dosen, nach dem Prinzip der *Dzondi*'schen Cur: — sondern sogleich und ohne vorherige Angewöhnung in grossen Gaben zur energischen stoffweisen Einwirkung), Ekelkur, durch welche das Ganze Nervensystem in den Zustand von eigenthümlicher Reizung versetzt, und diese durch längere Zeit erhalten wird, — an welchem Reiz-Zustand der Sehnerve endlich verhältnissmässigen Antheil nimmt. Der Zustand während der Ekelkur gleicht jenem eines allgemeinen Erethismus, einer eigenthümlichen Reizung und Verstimmung des Nervensystemes: — die torpide Amaurose kann durch dieselbe zur erethischen gemacht, und also eine qualitative Veränderung des Krankheitscharacters, die Verwandlung der schlimmern, torpiden Form in die gelindere, erethische, erzielt werden.

An topischen Excitantien für das torpide Sehorgan ist der Arzneischatz sehr reich, sogar überreich. Es kömmt hier alles auf passende Auswahl an. Ausserdem findet eine grosse Mannigfaltigkeit in der Form der Anwendung, und eine Gradation in der Heftigkeit der Einwirkung statt.

1. Das Waschen des Auges mit lauwarmen Wasser welchem einige Tropfen Cölnisch Wasser, Lavendel-Geist &c. zugesetzt sind; — mit aromhal-

tigen Wasser, Aqua ruthae, Aqua menthae crispae sive piperitidis.

2. Die Einreibung von alcoholischen, ätherisch-öligen, aromhaltigen, balsamischen Substanzen in die Supraorbital- Temporal- und hintern Ohrgegend, — selbst in die äussere Oberfläche des obern Augenlides. Solche sind Cajeputöl, Arnicaöl, Rosmarinöl, Münzenöl: — Balsamum peruvianum, tolutanum &c. Sie können tropfenweise für sich eingerieben werden, oder Spiritus aromaticus, serpilli, formicarum können ihnen als Vehikel dienen.

3. Die Hinleitung von nicht zu heissen Wasserdämpfen, welche über aromatische Kräuter, Herba ruthae, menthae, &c. abgezogen sind, mittelst schicklicher Vorrichtungen an über geschlossene Auge.

4. Die Verdünstung von Naphtha vitrioli, Aether aceticus, von Liquor ammonii caustici, — eines Gemisches aus beiden, — ohne, oder mit Zusatz von ätherischen Oelen, von Camphor, von Phosphor aus angemessener geringer Entfernung vor den geöffneten Augen.

5. Das kalte Augenspritz- und Douche-Bad — anfangs aus geringerer Entfernung und mit geringerer Projectionskraft des Strahles, — später aus grösserer Entfernung und mit verstärkter Projectionskraft.

Himly's Augen-Douche-Maschine mit der Verbesserungen von *Scheinlein* und *Ertl* können dienen. *E. Graefe's* Augendouche empfiehlt sich durch ihre Einfachheit; bei welcher aber keine graduirte Verstärkung möglich ist.

6. Die Anlegung von trockenen Schröpfköpfen auf die Stirn- Schläfen- und hintere Ohrgegend.

7. Die Anwendung der Electricität, des Galvanismus, des Electromagnetismus. des Perkinismus, der Acupunktur und der Electropunktur.

8. Die Reizung des Nasalastes, des Nervus ophthalmicus durch Niessmittel. Als Schnupfspulver zur Erregung der Sternutation können dienen Nicotiana hispanica, Marum verum, Asarum europaeum, Convallaria majalis, Radix valerianae sylvestris, liliorum alborum, Helleborus niger, Calomel u. a. m.

9. Die Erregung von erythematöser, exsudativer, suppurativer, ulceröser, fistulös ulceröser, selbst der Verbrennungs-Entzündung in grösserer oder geringerer Nähe des Auges; daher Vesicans ad nucham, fliegende Vesicantien in Streifen in der Stirn- und Schläfengegend: — das Eiterband im Nacken eingezogen: — die Cauterisation der Sincipitalgegend nach *Gondret* mittelst einer Salbe aus Ammonium causticum: — die Ustion mit dem Glüheisen die Moxa in der Cervical- Sincipital- Hinterohr- Supraorbital- und Temporalgegend. — Das Vesicans kann auf das obere Augenlid selbst aufgelegt, — die Cornea cauterisirt werden. Das letzte geschieht, indem das obere Augenlid in die Höhe, das untere stark herabgezogen wird. Man bestreicht mit einem wie ein Bleistift zugespitztem Stücke Höllenstein einen grössern oder geringern Theil des untern Feldes der Hornhaut, und wischt sorgfältig das zerfliessende Aetzmittel ab. Es entsteht leichte transitorische Keratitis (zuweilen heftige). War Mydriasis vorhanden, so findet man nach der zweiten oder dritten Cauterisation die Pupille zusammengezogen.

10. Die endermatische Anwendung von reizenden Nervinis antiparalyticis in der Supraorbital- und Schläfengegend.

Bei der Auswahl und Anwendung der topischen Excitantien besonders der heftiger wirkenden und mehr energisch eingreifenden, auch bei der rein torpiden Amaurose (jeder Irrthum in der Diagnose und das

Uebersehen von Complicationen rächt sich hier furchtbar oft augenblicklich) — ist die grösste Vorsicht nothwendig um nicht durch gewaltsame Einwirkung eine zu heftige Reaction, durch diese aber die vollständige Aufzehrung des letzten Restes von Erregbarkeit, und so die Paralyse herbeizuführen. Es ist daher nicht einmal wünschenswerth, vielmehr bedenklich, wenn nach einer solchen Administration schnell und präcipitirt eine sehr auffallende Besserung erfolgt, welche meistens von ganz kurzer Dauer ist, und den Uebergang zu der grössten und bleibenden Verschlimmerung bildet. — Auch kann durch eine zu heftige Excitation das torpide Organ congestionirt, oder sogar phlogisticirt und also eine früher nicht bestandene höchst verderbliche Complication herbeigeführt werden Es gelten daher für die Wahl und Administration der topischen Excitantien folgende Regeln:

1. Man beginne immer mit den gelinder wirkenden, und steige nur sehr langsam und allmählig zu den heftiger wirkenden auf.

2. Man wende die excitirenden Mittel zuerst auf diejenigen Hautstellen an, welche den äussersten Umkreis der Augengegend bilden, und nähere sich den mehr gegen die Mitte liegenden in progressiver Approximation, — zuletzt richte man die excitirenden Mittel gegen den Augapfel selbst.

3. Bei der Wahl der anfänglichen Excitationsstellen richte man sich nach den Symptomen, insofern aus diesen sich eine ausgezeichnete Mitleidenschaft eines oder des andern Cerebralnerven mit dem optischen ergiebt. Zeigt sich diese von der Seite des Nervus facialis, so ist die Hinterohrgegend, später die Schläfengegend, zuletzt die äussere Palpebralfläche in Anspruch zu nehmen. Geht aus den Symptomen eine besondere Affection des Nervus ophthalmicus hervor,

so kann die Supraorbitalgegend, auch die Cervicalgegend, auch die Nasenschleimhaut in Anspruch genommen werden.

Am schwersten ist dem Nervus oculomotorius, dem Patheticus und Abducens beizukommen. Auf sie kann man nur von der peripherischen Endigung ihrer Zweige her, (nicht auf die zu tiefliegenden Stämme selbst) oder indirect durch andere Nerven, mit welchen ihre feinsten Zweige einige anastomotische Verbindung haben, — einwirken.

4. Die schmerzhafteren unter den excitirenden Mitteln wende man nur da an, wo eine vernünftige Wahrscheinlichkeit eines guten Erfolges besteht, und man verschone mit ihnen den unglücklichen Kranken da, wo die Unmöglickeit der Heilung deutlich ausgesprochen ist, und klar vor Augen liegt.

5. Man mässige überhaupt seine Erwartungen von dem Nutzen der heroischen Excitantien. Leider lehrt die Erfahrung, dass sie in der grössten Mehrzahl der Fälle ihren Dienst versagen, — und dass meistens dasjenige, was von den gelinderen Excitantien nicht geleistet worden ist, auch durch die stärksten und gewaltsamsten nicht erzwungen werden kann.

Die Behandlung der secundär-torpiden Amaurose ist ausserordentlich schwierig, wegen des neben dem bereits eingetretenen Torpor noch zum Theil fortdauernden Erethismus, wegen der Geneigtheit zu sich leicht wiederholenden Blutcongestionen und wegen der nicht erloschenen nur chronisch gewordenen und in den Entzündungtausgängen fortbestehenden entzündlichen Reizung.

Die rücksichtlose und indiscrete Anwendung der obengenannten innerlichen oder topischen Irritantien bringt hier besonders, noch mehr als bei primär-torpider Amaurose, unheilbaren Schaden, und sie kann die plötzliche totale Erblindung herbeiführen, welche ausserdem entweder gar nicht, oder wenigstens nicht so schnell oder so vollständig eingetreten sein würde. Diese Excitantien dürfen daher, besonders im Anfange, theils gar nicht, theils nur sehr mässig und behutsam angewendet werden. Es ist räthlich, ja nothwendig ihrer Administration, wenn sich die torpide Form aus der congestiven oder entzündlichen hervorgebildet hat, die Anwendung der Blutegel vorauszuschicken: auch wenn die erethische, besonders die erethisch-congestive Form vorausging, ist diess bei Kranken, welche kleine Blutentziehungen gut ertragen, sehr nützlich, und wenige Blutegel mit kürzerer Nachblutung nützen hier oft ungemein. Die blutigen Schröpfköpfe verdienen wegen ihrer doppelseitigen, theils blutentziehenden, theils excitirenden Wirkung nicht selten den Vorzug.

Auch sind hier gewisse innerliche und topische Excitantien, ihrer theils gelinderen, theils anders gearteten Einwirkung wegen, vor den übrigen zulässig; so die kalte Aspersion und Augendouche — die Aetherdünste ohne Zusatz von ätherischen Oel oder Ammonium causticum: — her sind brenzliche Oele zulässig. Elektricität und Elektrimagnetismus dürfen theils gar nicht, theils nur in permanenter Durchströmung ohne Funkenziehen und ohne Stosserschütterungen angewendet werden

Irritirende Einreibungen in der Umgegend des Auges sollen nicht stattfinden: ebenso die Sternutation nicht provocirt werden. Bei der Institution der künstlichen Geschwüre sind nur die gelinderen, nicht die heftiger wirkenden Verfahrungsweisen zu wählen: sie sind nicht in der Nähe sondern in grösserer Entfernung von der Augengegend, und sie sind in der Art auzuwenden, dass die Säfteausscheidung die Excitation wo nicht überbietet ihr doch wenigstens das Gleichgewicht hält. Setaceum ad nucham ist in den meisten Fällen wohl zulässig, wenn nicht die übergrosse Schmerzempfindlichkeit des Kranken seine Anlegung verbietet.

Was die innern Arzneien betrifft, so tritt hier an die Stelle der Arnica die Valeriana, unter gewissen Bedingungen die Polygala Senega, an jene des Camphers der Mochus und das Castoreum: an jene der Naphthen die säuerlichen Elixire, an jene der ätherischen die brenzlichen Oele, z. B. Oleum animale Dippelii: — statt Senf und Meerrettig dienen Zwiebeln, Sellerie, und Squilla maritima: statt Ammonium causticum und anisatum nur Ammonium carbonicum, benzoicum — auch andere Alkalien, besonders Kali carbonicum und Bicarbonas sodae in Mineralwässern: — statt Phosphor, Asa foetida. Sublimat nützt zuweilen noch bei Exsudaten auf der Netzhaut; Tartarus stibiatus in kleinen gebrochenen, und in grösseren brechenerregenden Gaben hat oft wesentlich gegen Torpor genützt: zuweilen Arsenicum in den kleinsten Dosen, aber beharrlich angewendet.

Bittere und narkotische Mittel sind im ganzen unpassend. Eine Ausnahme macht jedoch das Strychnin, dessen Indication durch den erethisch-congestiv gewesenen, nun torpid gewordenen Character der Amaurose bestimmt zu sein scheint. Es kann innerlich oder endermatisch angewendet werden: täglich zweimal Gr. $\frac{1}{6}$ auf die wundgezogene Hautstelle gebracht: Unguentum sabinae kann alsExcipiens dienen, um seiner zu schnell austrocknenden Wirkung zu entgegnen.

Bezüglich auf die Augendiätetik ist hier eine mässige aber beständige gleichförmige Lichteinwirkung ohne jemaligen raschen Uebergang oder gänzliche Dunkelheit von der grössten Wichtigkeit: — ein irgend

an-

anstrengender Gebrauch der Augen ist ohnehin nicht mehr möglich, und wenn er diess wäre, so würde er nicht zulässig sein.

Behandlung der paralytischen Amaurose.

Bei der paralytischen (idiopathischen, nicht symptomatischen) Form ist wegen der gewöhnlich augenscheinlichen Unheilbarkeit wenigstens in den inveterirten Fällen, kein arzneiliches sondern nur mehr ein geregeltes diätetisches Curverfahren indicirt. Ist noch einige vernünftige Wahrscheinlichkeit eines zu erzielenden günstigen Erfolges gegeben, so werden die excitirenden Mittel, wie bei der torpiden Amaurose, besonders die energischeren unter ihnen innerlich und äusserlich angewendet. Die stärkste, plötzliche Einwirkung des concentrirten Lichtes, das in die Sonne Sehen, der Lichtreflex aus einem vorgehaltenen Spiegel, selbst aus einem Brennspiegel in ziemlicher Nähe seines Focus in das Auge geworfen, — das Ferrum candens objectivum haben hier zuweilen genützt.

In dem Vorstehenden sind die Grundsätze, die Indicationen und die Indicata zur Behandlung der Amaurosen nach Verschiedenheit ihres qualitativen Characters aufgestellt worden. Es bleibt nün noch übrig die Curregeln zu entwickeln, welche aus der Verschiedenheit der idiopathischen, deuteropathischen und symptomatischen Beschaffenheit der Amaurose sich ergeben.

Bezüglich auf die idiopathischen Amaurosen gilt alles bisher gesagte in vorzüglichem Grade: und es ist demselben nichts weiteres beizufügen. Die innern und die Localmittel sind nach dem qualitativen Krankheitscharakter zu wählen, und wenn sie diesem, so wie dem Entwicklungsgrade der Krankheit angemessen sind, so wird hierdurch allen Indicationen entsprochen

Eigentlich giebt es auch nur in Beziehung auf sie antamaurotische Mittel: und die Localbehandlung ist bei ihnen von vorzüglicher, entscheidender Wirksamkeit. Aber schon bei den deuteropathischen Amaurosen zeigen sich die topischen Mittel weniger wirksam, wohl auch ganz unwirksam. Nach Umständen ist von ihnen entweder ganz Umgang zu nehmen, oder die Wahl derselben so wie der innern Arzneien richtet sich gleichfalls nach dem (erethischen, congestiven, entzündlichen, torpiden oder paralytischen) Charakter der Amaurose. Die Hauptsache ist aber die richtige Behandlung der Krankheit des primär leidenden Organes, von welcher die Amaurose nur eine secundäre Wirkung ist.

Bei der encephalischen Amaurose, welche eine Reflexerscheinung der Hirnentzündung ist, findet das energisch eingreifende Curverfahren statt, welches die Encephalitis erfordert. Wird sie durch dieses nicht zugleich mit der Hauptkrankheit gehoben, so fällt sie ganz in die Cathegorie der apoplectischen Amaurose, und erfordert mit ihr ganz gleiche Behandlung.

Bei beiden ist nämlich die allgemeine Behandlung, jene der Paralyse nach Hirnapoplexie überhaupt: — immer mit entscheidender Rücksichtnahme auf die Möglichkeit oder Wahrscheinlichkeit der in kürzerem oder längerem Intervalle zu befürchtenden Wiederholung des apoplectischen Anfalles selbst. Daher sind sehr geregelte Lebensweise, grosse Mässigkeit in allen Genüssen, — von Zeit zu Zeit allgemeine oder örtliche Blutentziehungen, Sorge für offnen Leib vor allem nöthig. Diesen gebieterischen Rücksichten bleibt die innerliche Anwendung der antiparalytischen Mittel stets untergeordnet. Unter diesen ist die Valeriana, Serpentaria virginiana Arnica, Rhus toxicodendron, nicht leicht der Camphor zulässig: aber auch jene nur mit grösster Vorsicht mit Maass und Ziel.

Das im Nacken gezogene Eiterband ist in vielen Fällen zu empfehlen: ebenso die fliegenden Vesicantien in der näheren Umgebung des Auges, das Vesicans auf das obere Augenlid gelegt, die Cauterisation der Hornhaut.

Dünste von Vitriol- oder Essigäther — von Ammonium causticum, — die ersten ohne, oder später mit ätherischen Oelen, mit Camphor, mit balsamischen Substanzen können in das Auge geleitet werden. Die Behandlung coincidirt demgemäss mit jener der torpiden und paralytischen Amaurose überhaupt. Die Augendouche ist passend, keineswegs aber die Elektricität. Ueberhaupt können bei dieser Amaurose jene topischen Excitantien, deren Wirkung local beschränkt bleibt, und welche keine Actio in distans ausüben, keine allgemeine constitutionelle Aufregung hervorbringen, dreist angewendet werden. Sie schaden wenigstens nicht, wenn sie auch nicht nützen.

Bei der hydroencephalischen Amaurose hängt die Heilung von der Heilung des Hydrocephalus internus ab. — In der acuten Form passen kleine Aderlässe und sind, wenn sie wegen des zarten Kindesalters irgend möglich sind, dringend anzuempfehlen, — Blutegel (in die Nase), kalte Umschläge über den Kopf, Mercurius dulcis mit Jalappe, — Digitalis purpurea, — dermatische Gegenreize in der ausgedehntesten Veranstaltung.

Bei der chronischen Form kalte Begiessung der abgeschorenen Sincipitalgegend im dünnen Wasserstrahl aus einem Giessblech mit einem einzigen engen Bohrloch am Boden des hohlkuglichen Gefässes, —

Jodsalbe in den Kopf eingerieben, Mercurialsalbe: — Digitalissalbe: — Brechweinsteinsalbe. — Die erste verdient in der Regel den Vorzug.

Die convulsivische Amaurose aus der Dentitions-Periode sich herschreibend ist ganz wie die hydroencephalische zu behandeln. Da sie selbst nur die Folge eines in der ersten oder Irritations-Periode stehen gebliebenen und nicht bis zur Exsudation vorgeschrittenen Hydrocephalus acutus ist; aber ebendarum weil hier das Exsudat fehlt, können im spätern Zeitraume und bei vollständig entwickelten torpid paralytischem Charakter die diesem entsprechenden Excitantien angewendet werden.

Die von encephalischen Geschwülsten &c. herrührende Amaurose ist, da ihre Ursache, Geschwülste im Hirn, Exostosen der Glasplatte &c. nicht gehoben werden können, unheilbar. Bei noch nicht sicher gestellter Diagnose können die antiparalytischen Mittel, jedoch mit grosser Vorsicht und Beschränkung, um keine zu heftige Hirnreizung hervorzubringen, angewendet werden. — Palliativ nützen Ableitungen jeder Art, öftere Abführungen, künstliche Geschwüre an nicht sehr entlegenen Orten, und sehr mässige Lebensweise.

Die Spinalamaurose ist beinahe immer unheilbar. Die Cur ist jene der paralytischen, atrophischen, zuweilen hydropischen Rückenmarks-Affectionen selbst. Einfache, aber hinreichend nahrhafte Kost, generöser Wein sehr mässig genossen, Rustication, Gebirgs- und Seeluft passen. Unter den Arzneien verdient Oleum therebinthinae aethereum Empfehlung: Martialien: besonders die Pyrmonter, Driburger, Schwalbacher oder Brückenauer Trink- und Badecur. Decoctum corticis Peruviani verursacht bei den an dieser Amaurose Leidenden sehr leicht Pollutionen, und schadet hiedurch.

Kaltes Waschen des Rückgrathes mit Essig, Seebäder, kalte Douche des Rückgrathes sind zu empfehlen. Fontanellen können an demselben angelegt, und das Haarseil im Nacken gezogen werden.

Unter den Abdominal-Amaurosen erfordern die Indigestions- und Saburral-Amaurose die Anwendung des Brechmittels, wenn spontanes Erbrechen noch nicht eingetreten ist, und seine Förderung und Erleichterung wenn es bereits stattfindet, durch häufiges lauwarmes, theeförmiges Getränk. Später ist Rheum und zur Nachkur sind gelinde Amaricantien indicirt. Einreibung von cölnisch Wasser in die Stirn- und Schläfengegend ist passend. Bei der vorübergehenden crapulösen Amaurose lässt man den Kranken seinen Rausch ausschlafen, aus welchen er sehend wieder erwacht.

Die bleibende crapulöse Amaurose ist wie ihre Hauptkrankheit, das Delirium tremens zu behandeln: und sie kann bei veränderter Lebensweise (welche die Conditio sine qua non der Heilung ist) die Antiphlogose oder Narkose &c. indiciren.

Die verminöse Amaurose erfordert die Expulsion der Helminthen, nachher Amara, besonders Absynthium und Gentiana.

Die Visceral-Amaurose erfordert die Anwendung der auflösenden Mittel, Taraxacum, Radix graminis, Cichoreum, Hedera terrestris, Marrubium album, Saponaria, die Molkenkur. Die Aloe ist hier ein wahres Antamauroticum.

Pilnaer Wasser in vierzehntägigem Gebrauche, Carlsbad, Marienbad, Kissingen, Homburg vor der Höhe. Die *Schmucker*'schen Pillen aus Gummi ammoniacum, Tartarus stibiatus und Fel taurinum inspissatum.

Bei der Hämorrhoidal-Amaurose gelten dieselben Indicationen. Es ist bei ihr nebst der Fürsorge für die geregelte Function der im Sacke des Bauchfells eingeschlossenen Eingeweide, besonders der Leber, — der Blutlauf im Pfortadersysteme zu ordnen, frei zu machen, von Hemmung und Stockung, — und der Hämorrhoidalfluss zweckmässig zu dirigiren. Er ist zu mässigen und anzuhalten, wenn er profus, — im geregelten Gang zu erhalten, wenn er mässig, und wieder hervorzurufen, wenn er unterdrückt ist.

Bei der Menstrual-Amaurose ist gewöhnlich die Aufgabe, die fehlende oder unregelmässige Menstruation im Gang zu bringen, und darin zu erhalten.

Wie bei den deuteropathischen Amaurosen die arzneiliche Behandlung, soll sie hülfreich sein, mehr auf das ursprünglich und primär leidende Organ als auf das Auge selbst gerichtet werden muss, so hängt bei der symptomatischen die Heilung hauptsächlich und wesentlich von der Bekämpfung des allgemeinen constitutionellen Leidens ab, von welchem die Amaurose nur eine symptomatische Manifestation ist.

Die bleibend gewordene epileptische Amaurose wird beinahe niemals geheilt. Es kann ein vorsichtiger Versuch mit den antiparalytischen Mitteln gemacht, Cuprum ammoniacale: — Argentum nitricum: — Valeriana — Folia aurantiorum, Iris florentina — Radix paeoniae, Radix pyrethri, — Oleum animale Dippelii, Chaberti, — Phosphor auf eine verständige und vorsichtige Weise in Anwendung gezogen werden.

Die hysterische Amaurose erfordert die besänftigende Curmethode der erethischen Amblyopie. Aqua laurocerasi mit Vorsicht, Asa foetida, Castoreum, Gummata ferulacea, Valeriana, Geschlechtsbefriedigung,

Schwangerschaft, Wochenbett, Gemüthsaufheiterung Zerstreuung, Reisen, &c. sind passend.

Gegen die hypochondrische Amaurose ist die Curmethode der visceralen in Verbindung mit gelinden Nervinis in Anwendung zu bringen.

Die Febris intermittens legitima amaurotica und larvata amaurotica erfordern, wo möglich schon zwischen dem ersten und zweiten, jedenfalls aber zwischen diesem und dem dritten Paroxysmus, welcher nothwendig abgeschnitten werden muss, die Anwendung des schwefelsauern oder kochsalzsauern Chinins, in grossen Dosen, für sich oder in Verbindung mit Opium. Wenn es die Zeit zulässt, ist es räthlich, jedoch nicht geradezu nothwendig, ein Brechmittel vorauszuschicken. Arsenicum hilft zuweilen noch, wo das Chinin seinen Dienst versagte.

Die katarrhalische Amaurose erfordert ein gelindes antiphlogistisch-diaphoretisches Curverfahren: — trockne Wärme in der Augengegend, zuweilen ein Vesicans im Nacken. Hat sich ein Empyem in der Stirnhöhle gebildet, so ist für die Entleerung des Eiters auf geeignetem Wege Sorge zu tragen.

Die rheumatische Amaurose erfordert, da sie, besonders im Anfange, gewöhnlich heilbar ist, ein sehr actives Curverfahren. Mässige Antiphlogose, zuweilen einige nicht zu starke Aderlässe; keine Blutegel, wohl aber trockene und blutige Schröpfköpfe: gelinde Diaphorese durch Sambucina, Infusum verbasci, florum tiliae, arnicae, Aconit, Liquor Mindereri, Salmiak, Vinum antimoniatum, Tartarus stibiatus in gebrochener Dosis und als Brechmittel, Vesicantien, wiederholt und nachdrücklich gesetzt.

Die arthritische glaucomatöse Amaurose wird besser verhüthet als geheilt. Das vollständig entwickelte arthritische Glaucom ist bisher nie geheilt worden, ohne dass man darum seine absosute Unheilbarkeit cathegorisch aussprechen könnte. Bei einem Gichtkranken nimmt die gehörige Leitung des arthritischen Prozesses, wenn er einmal constitutionel geworden ist, in allen seinen Richtungen und Modalitäten in und ausserhalb der Zeit der Anfälle, zur Linderung, Mässigung und schnelleren Beendigung der letzten, zur Erzielung der nothwendigen heilsamen Crisen und Ausscheidungen zur Verhütung der Metastasen und Metaschematismen — und zur allmähligen Entwurzelung der innern constitutionellen causalen Momente — die volle Einsicht und Intelligenz des grossen Arztes in Anspruch: — daher für diesen auch die richtige und erfolgreiche Behandlung der Gichtkranken der wahre Probirstein und eine Aufgabe ist, welche der mittelmässige und stümperhafte Arzt niemals befriedigend löst. Wenig erspriessliches wird hiebei, auch bezüglich auf arthritisches Glaucom, durch sogenannte Antarthritica, durch empirische Darreichung von Aconit, Guajak, Antimonium, auch Colchicum und Leberthran, geleistet. Durch die rücksichtlose Institution künstlicher Geschwüre werden die Kranken gleichfalls vergebens gepeinigt, ohne Nutzen in Mineralbädern herumgejagt und endlich durch unpassende Localmittel noch vollends alles verdorben.

Der Entstehung exanthematischer Amaurosen soll man im Eruptions- und Blüthe-Stadium der acuten febrilischen Hautausschläge vorbauen, den exanthematischen Bildungsprozess gehörig leiten, damit er im äussern dermatischen Systeme fixirt bleibe, und die krankhaft bildende Thätigkeit sich ganz in der Dermatose erschöpfe.

Die impetiginösen Amaurosen sind fast immer Suppressions-Krankheiten, welche an die Stelle früher dagewesener, nun zurückgewichener chronischer Hautausschläge der Krätze, des Herpes, des Kopfgrindes, der Kinnflechte, stinkender Fussschweisse, ausgetrockneter Fussgeschwüre getreten sind.

Bei der Amaurose ist es immer nöthig zu untersuchen, ob dieselbe nicht an die Stelle einer andern früher bestandenen Krankheit von solcher Art getreten sei, und wenn diess der Fall ist, muss man die Radical-Krankheit wo möglich wieder herzustellen oder anderweitig für sie ein Vicariat zu bestellen trachten, selbst auf die Gefahr hin, dass, wenn diess erzielt wurde, der schwarze Staar doch nicht aufhören werde, was freilich öfters der Fall ist.

Steht daher die Amaurose mit einer unterdrückten chronischen, impetiginösen, exsudativen oder ulcerösen Dermatose in ursächlichem Zusammenhang, so trachte man die frühere und Radicalkrankheit wieder hervorzurufen; wenn aber die ursprüngliche Dermatose nicht mehr in ihrer eigenthümlichen Form wiederhergestellt werden kann, eine andere Hautkrankheit zu erzeugen, welche der früher bestandenen an Form und Character in ihrer maculösen, squammösen, papulösen, vesiculösen, bullösen, pustulösen, oder tuberculösen Beschaffenheit möglichst ähnlich ist.

Dasselbe gilt von allen früher bestandenen Krankheiten, nach deren Suppression die Amaurose sich gebildet hat.

FSC
www.fsc.org
MIX
Papier | Fördert
gute Waldnutzung
FSC® C083411

Zeitfracht Medien GmbH
Ferdinand-Jühlke-Straße 7
99095 Erfurt, Deutschland
produktsicherheit@kolibri360.de